DE L'ÉVOLUTION

DES

HÉMATOMES TRAUMATIQUES

(A l'exclusion de ceux des grandes cavités séreuses)

PAR

Alphonse LEMARIGNIER

D'Argentan (Orne),
Docteur en médecine de la Faculté de Paris,
Lauréat de l'Ecole de Caen,
Ancien externe des Hôpitaux de Paris,
Médaille de bronze de l'Assistance publique.

PARIS

G. STEINHEIL, ÉDITEUR

2, RUE CASIMIR-DELAVIGNE, 2

1886

DE L'ÉVOLUTION

DES

HÉMATOMES TRAUMATIQUES

(A l'exclusion de ceux des grandes cavités séreuses)

PAR

Alphonse LEMARIGNIER

D'Argentan (Orne),

Docteur en médecine de la Faculté de Paris,
Lauréat de l'Ecole de Caen,
Ancien externe des Hôpitaux de Paris,
Médaille de bronze de l'Assistance publique.

———

PARIS

G. STEINHEIL, ÉDITEUR

2, RUE CASIMIR-DELAVIGNE, 2

1886

A MES PARENTS

A MA FEMME

A MES ENFANTS

DE L'ÉVOLUTION

DES

HÉMATOMES TRAUMATIQUES

(A l'exclusion de ceux des grandes cavités séreuses)

CHAPITRE PREMIER

INTRODUCTION ET HISTORIQUE

Nous avons eu, dans le courant de cette année, la bonne fortune de rencontrer dans le service de notre maître, M. le professeur Le Fort, plusieurs cas d'hématomes traumatiques qui se sont terminés les uns et les autres, d'une manière très-différente. Leur diagnostic était, en outre, entouré des plus grandes difficultés. De là, nous est venue l'idée de profiter de ces quelques exemples pour en faire le sujet de ce travail. Nous tenons avant tout à remercier M. le professeur Le

Fort des excellents conseils qu'il nous a donnés et de l'honneur qu'il nous fait en voulant bien présider notre thèse.

Tout d'abord, comme l'indique le titre de ce travail, nous laisserons complètement de côté les hématomes qui ne reconnaissent pas pour cause le traumatisme ; nous ne nous occuperons pas davantage des épanchement sanguins, même traumatiques, produits dans les grandes cavités séreuses, plèvre, péritoine, péricarde ; les épanchements intra-crâniens également ne peuvent rentrer dans notre sujet ; ces divers épanchements, par suite de leur siége et de l'importance des organes avec lesquels ils sont en rapport, ne peuvent être comparés aux hématomes dont nous allons nous occuper.

Depuis très-longtemps on sait que du sang épanché dans les tissus à la suite d'une contusion peut ou bien cheminer dans ces tissus de proche en proche et constituer l'infiltration sanguine ou ecchymose, ou bien se rassembler en une seule masse et donner lieu alors à la collection sanguine ou hématome. Les anciens auteurs ont aussi très-bien remarqué que le plus souvent ces épanchements sanguins disparaissent plus ou moins rapidement par résorption ou bien, dans quelques cas plus rares, et surtout quand ils sont mis en communication avec l'extérieur par suite de l'ouverture spontanée ou accidentelle de la poche, se transforment en abcès en s'accompagnant d'accidents généraux plus ou moins graves, susceptibles quelquefois de se terminer par la mort.

Mais d'autres modes de terminaison de ces épanchements leur avaient entièrement échappé. Ainsi, jusqu'au commencement de ce siècle les tumeurs résultant d'épanchements sanguins non entièrement résorbés étaient confondues avec les loupes. Boyer décrivait sous le nom de loupes des tumeurs circonscrites, indolentes de forme régulière, placées sous le tégument et pourvues ou privées de kyste.

Pelletan, en 1810, dans son mémoire sur les épanchements de sang, étudie avec grand soin la terminaison de ces épanchements par résorption plus ou moins lente, et leur terminaison par dégénération putride; mais il parle à peine des transformations qui ont fait si longtemps confondre les hématomes anciens avec les loupes.

En 1833, Velpeau étudiant la contusion et ses suites, fut frappé de la longue durée de certains épanchements sanguins, de leurs transformations, des rapports étiologiques qui existent parfois entre des tumeurs de natures très-diverses et un ancien traumatisme. Cela le conduisit à regarder comme une conjecture très-vraisemblable, que les loupes, les tumeurs des bourses synoviales, les grains hordéiformes, les corps étrangers des articulations et des séreuses, les corps fibreux, certaines tumeurs à marche grave, ne reconnaissent pas d'autre cause que les transformations du sang épanché.

Ces conjectures étaient basées sur les expériences de J. Hunter sur la réunion des plaies et la cicatrisation, expériences par lesquelles Hunter avait cru démontrer que le sang peut s'organiser et fournir les éléments de la réparation. Aussi dans la majeure partie des cas les conjectures de Velpeau ne se sont pas réalisées. Cruveilhier a nettement démontré que le sang extravasé ne s'organise jamais ; mais si le sang sorti des vaisseaux ne s'organise pas, néanmoins les épanchements de sang peuvent subir de nombreuses transformations qui toutes sont le résultat de phénomènes de réaction, d'enkystement ou d'absorption se produisant autour d'eux ou à leurs dépens. (Rapport de M. le professeur Trélat sur une observation de tumeur hématique. Bulletin de la Société anatomique, 1860, page 235.)

Il serait beaucoup trop long de citer les différents auteurs qui, depuis trente ans, se sont occupés des transformations que peuvent subir les hématomes : nous préférons renvoyer à l'Index bibliographique que nous avons annexé à ce travail.

CHAPITRE DEUXIÈME

Sous le nom d'hématomes traumatiques, nous désignons avec Billroth et la plupart des auteurs, *les épanchements sanguins collectés et développés sous l'influence d'un traumatisme*. Ces hématomes ont encore reçu différents noms, tels que ceux de bosse sanguine, de dépôt sanguin ; par définition même, nous excluons donc de l'étude des hématomes les ecchymoses ou infiltrations du sang dans le tissu cellulaire.

Il y a, en effet, une très-grande différence entre la manière dont se comporte le sang quand il se répand dans les tissus sans se collecter, ou quand, au contraire, il se creuse une loge dans les tissus, et, en particulier, dans le tissu cellulaire aussitôt après sa sortie des vaisseaux.

Dans le premier cas, la résorption de l'ecchymose se fait avec une plus ou moins grande rapidité quand celle-ci a subi divers changements de coloration en passant graduellement par les teintes brun olive, verdâtre et jaune.

Dans le second, au contraire, si la résorption rapide s'observe fréquemment, il est néanmoins des cas où la collection sanguine peut subir des modifications telles que parfois ce n'est qu'avec la plus grande peine que l'on peut arriver à reconnaître l'origine hématique de l'affection en présence de laquelle on se trouve.

Indépendamment des grandes cavités séreuses que nous laissons de côté dans cette étude, l'épanchement sanguin produit par une forte contusion ou par un violent effort, peut se collecter dans une cavité préexistante normale ou accidentelle, ou bien, ce qui peut-être est le cas le plus fréquent, il se creuse une loge dans le tissu cellulaire qu'il refoule ; enfin le sang peut s'épancher dans des tissus ordinairement denses et résistants, mais qui ont été détruits ou rompus par l'action du traumatisme : c'est ce que nous observons, par exemple, quand un épanchement sanguin se forme entre les deux segments d'un muscle rompu.

Au point de vue de l'évolution de l'hématome, il importe de distinguer ceux qui se produisent dans le tissu cellulaire sous-cutané, de ceux qui se collectent sous les aponévroses. De plus, il nous semble important, surtout au point de vue du diagnostic, de connaître quelles sont les régions où se produisent le plus fréquemment les hématomes traumatiques. Ce sont, naturellement, les points qui sont le plus exposés à la contusion ; ainsi, à la suite d'une chute, les effets de la contusion se remarquent surtout à la fesse, à la partie supérieure et externe de la cuisse, au genou, à l'épaule, au coude, à la voûte crânienne, etc.

Les contusions directes, au contraire, peuvent se produire sur tous les points du corps. D'ailleurs, nous ne voulons pas insister plus longtemps sur ces détails, et nous allons de suite nous occuper de ce que peut devenir l'épanchement sanguin aussitôt après sa sortie des vaisseaux.

Quand le sang a cessé d'être en contact avec la paroi interne des vaisseaux, et quand il ne circule plus, malgré l'absence du contact de l'air, il ne tarde pas à se coaguler; c'est là le premier phénomène important qui se produit dans les épanchements sanguins. Cependant, bien qu'il soit très-difficile d'en fournir la preuve, il peut se faire quand cet épanchement est très-peu abondant et qu'il se produit dans un tissu cellulaire lâche, peu altéré par la contusion, ou dans une bourse séreuse normale, il peut se faire, disons-nous, que la résorption du sang ou tout au moins son infiltration dans les mailles du tissu cellulaire voisin, puisse s'effectuer avant que le liquide se soit coagulé. Dans ces cas, dont nous ne pouvons produire aucun exemple clinique (1), la terminaison de l'hématome serait donc aussi simple que possible, et le sang extravasé rentrerait dans la circulation sans avoir subi de modification importante, ou bien se comporterait absolument de la même manière qu'il le fait dans une ecchymose. Mais nous ne devons pas nous arrêter à ce mode de terminaison.

(1) M. le professeur Vulpian, injectant dans le péritoine des chiens jusqu'à 60 gr. de sang, a constaté que parfois, 48 heures après, il ne trouvait plus aucune trace de ce sang qui avait été résorbé en nature. Dict. de méd. et de chirurg. prat., art. Sang.

Dès que le sang s'est coagulé, il devient alors susceptible de subir diverses modifications. Les globules rouges
et blancs sont emprisonnés par la fibrine ainsi que le
sérum, puisqu'au début de la coagulation toute la masse
sanguine se prend en une sorte de gelée ; bientôt le caillot
se rétracte par suite de l'élasticité de la fibrine, le sérum
est exprimé et devient libre. Cette rétraction du caillot
à l'air libre, est complète en 12 à 20 heures : mais, hâtons-
nous d'ajouter que nous ne savons s'il en est de même
dans l'hématome. Dès que le sérum est devenu libre,
il peut être résorbé par les capillaires sanguins et par
les lymphatiques. C'est là, en effet, ce qui arrive le plus
fréquemment, surtout quand la contusion n'a pas produit de lésions trop considérables des vaisseaux qui doivent servir à la résorption. Cette résorption du sérum ne
se produit souvent qu'assez lentement ; c'est du moins
ce que montre la clinique, puisque généralement l'hématome reste mou et fluctuant pendant plusieurs jours.

Dans quelques cas, le sérum au lieu d'être résorbé par
les vaisseaux et de rentrer dans la circulation générale,
transsude de proche en proche dans le tissu cellulaire
voisin et produit une variété spéciale d'œdème. Nous
trouvons un bel exemple de cette infiltration du sérum,
dans les cliniques chirurgicales de Pelletan (Tome 2,
page 117).

Il s'agissait, dans ce cas, d'une violente contusion de la
région lombaire droite ; l'épanchement sanguin collecté
autour du rein avait fusé dans la couche celluleuse du
bassin, et avait teint très-fortement en noir le tissu cellulaire de ces régions ; tout le membre inférieur gauche

s'était considérablement infiltré de sérosité, 15 jours après l'accident. Pendant les trente jours que le malade avait survécu à son accident, il avait toujours été couché sur le côté gauche ; la mort n'était pas due d'ailleurs à cette contusion, mais à des accidents cérébraux suite de la chute. Aucune autre cause que l'épanchement sanguin n'avait pu déterminer l'infiltration œdémateuse du membre inférieur gauche.

Dès que la sérosité est plus ou moins complètement résorbée, le caillot à son tour se ramollit, et les éléments qui le composent se résorbent également ; voici d'après Cornil et Ranvier ce qui se passe quand l'épanchement doit disparaître entièrement. Dans un espace de temps qui paraît variable suivant des conditions qui ne sont pas bien établies, au bout d'une dizaine de jours comme limite extrême, le sang épanché éprouve des modifications considérables. La fibrine qui s'est concrétée autour des globules et qui les maintient, subit la métamorphose moléculaire ; les globules rouges se détruisent, on trouve alors les produits de leur décomposition qui sont de l'hématoïdine granuleuse ou du moins une matière analogue rouge, jaune ou brune qui dérive de l'hémoglobine, des granulations albuminoïdes qui proviennent probablement de la paraglobuline, et enfin des granulations graisseuses. Mais en même temps que se font ces métamorphoses du sang, il se passe dans le tissu conjonctif des modifications de nature irritative dont la fin est l'élimination de tous les produits de décomposition. Des globules blancs se montrent en grand nombre, et, à mesure qu'ils se trouvent en rapport avec les granulations colorées, ils les absorbent. Ils rentrent ensuite dans la circulation lymphatique ou sanguine et ils emportent avec eux les granules dont ils se sont chargés. En même temps les cellules plates du tissu conjonctif ou cellules fixes se gonflent et absorbent également les granulations.

Ces divers phénomènes si bien analysés par MM. Cornil et Ranvier et basés sur de nombreuses expériences, reposent en somme sur la réaction irritative du tissu conjonctif ; il faut que les globules blancs et les cellules fixes du tissu conjonctif puissent se mettre en contact avec les granulations colorées et les résidus granuleux du coagulum, pour les entraîner et amener ainsi la résorption de la partie solide de l'exsudat.

Or ces conditions se trouvent difficilement réalisées quand l'épanchement est volumineux, quand aussi le tissu conjonctif et ses vaisseaux ont été profondément altérés par le traumatisme. Nous reviendrons d'ailleurs sur ces faits quand nous rechercherons dans un autre chapitre les causes qui peuvent influencer le mode d'évolution de l'hématome.

En tout cas, nous devons faire ressortir de ce mécanisme de la résorption ce fait que, plus le sang collecté pourra dans la suite s'infiltrer dans le tissu cellulaire voisin, plus sa résorption sera facile, puisque la masse de sang épanché sera disséminée sur un espace beaucoup plus considérable et sera en rapport avec un bien plus grand nombre de globules blancs et de cellules conjonctives. C'est d'ailleurs ce que nous voyons dans un grand nombre d'hématomes : si ces collections ont lieu

dans le tissu cellulaire sous-cutané ou même sous-aponévrotique, et si elles doivent se terminer par résolution,
nous voyons le plus souvent survenir au bout de peu de
temps une ecchymose qui s'étend quelquefois à une
grande distance du point primitivement contus; en
même temps la tumeur sanguine diminue de volume et
il arrive un moment où elle a complètement disparu.
On pourra voir un exemple de ce mode de terminaison
de l'hématome dans notre observation n° 2 d'hématome
du cordon spermatique ; les cliniques de Pelletan en
fournissent également plusieurs exemples (Tome II,
pages 125, 135, 137). Cependant quelquefois, comme
dans notre observation d'hématome du cordon, en
même temps que l'hématome diminue de volume, il
augmente de consistance, et dans quelques cas il peut
persister un noyau dur, généralement de petit volume,
qui sera susceptible de subir quelques-unes des diverses
transformations dont nous allons parler plus loin.

Parfois, quand l'hématome est situé profondément,
bien que le sang s'infiltre ultérieurement dans le tissu cellulaire voisin pour se résorber, on peut ne pas voir survenir d'ecchymose; c'est qu'alors grâce à certaines dis-
positions anatomiques, le sang aura été résorbé sans
avoir pu infiltrer le tissu cellulaire sous-cutané.

Dans d'autres cas enfin, et c'est ce qu'on peut observer quelquefois dans les contusions du rein, par exemple,
l'hématome formé autour de cet organe dans son atmos-
phère celluleuse pourra s'infiltrer de proche en proche
et l'ecchymose n'apparaîtra qu'à une grande distance,
au milieu des bourses pour le cas particulier.

Tels sont les phénomènes essentiels de la résorption des hématomes, mais nous devons chercher à pénétrer plus profondément le mécanisme de cette résorption ; on a pu suivre jour par jour les modifications du sang épanché. Nous avons trouvé sur ce sujet dans la Revue mensuelle de médecine et de chirurgie de 1877, page 482, un résumé des expériences du Dr Cordua de Gœttingen, expériences qui avaient d'ailleurs été déjà faites en grande partie précédemment par différents auteurs (1) avec des résultats analogues. Ces expériences portent, il est vrai, sur du sang injecté dans la cavité péritonéale, mais comme nous ne nous occuperons que des altérations survenues dans la masse du sang, il est fort probable que ces altérations sont analogues à celles qui surviennent quand le sang est injecté dans le tissu cellulaire.

Le 1er jour, du sang injecté dans la cavité péritonéale de chiennes n'est que peu modifié dans sa composition ; il est coagulé et les globules blancs sont un peu augmentés ; on aperçoit aussi dans le caillot des globules incolores.

Le 2e jour, il y a une augmentation très-notable des globules blancs ; les globules rouges sont très-pâles ; il y a dans le caillot des corpuscules anguleux colorés qui semblent être des débris de globules rouges ; une partie des globules rouges normaux est conservée ; à la surface des caillots mous on observe de grosses cellules protoplasmiques qui par leur amas forment de petites taches de couleur chocolat.

(1) Bodo 1866, Bœttcher Virchow's Archives t. 36, p. 427). Knies id., t. 62, p. 537. J. Arnold, id., t. 58, p. 231.

Le 4ᵉ et le 5ᵉ jour, même aspect que le 2ᵉ jour; les globules blancs sont plus nombreux et il y a des granulations graisseuses.

Le 6ᵉ jour, par la ponction, on ne retire qu'un liquide clair renfermant des globules blancs graisseux ou non et des globules pâles.

Du 9ᵉ au 18ᵉ jour, il n'y a plus de liquide dans le péritoine; il reste des caillots formés de grosses cellules pigmentées et d'hématoïdine. Au 12ᵉ jour, sur le mésentère on observe de petits caillots polypiformes vasculaires formés en grande partie de tissu conjonctif et revêtus d'endothélium. Si, au lieu de sang en nature, on injecte du sang défibriné, au bout de 4 jours il n'en reste presque plus de traces.

En somme, d'après Cordua, une partie des globules blancs retenus dans le caillot se transforme vraisemblablement en cellules conjonctives; si on injecte du sang défibriné tous les globules blancs sont appelés à disparaître. Quant aux globules rouges, une partie donne naissance à des pigments et à des cristaux d'hématoïdine, soit directement (Virchow), soit que les globules rouges soient absorbés par les globules blancs (Langhans). En tout cas, le sang défibriné est bien plus promptement résorbé, et il n'en reste plus trace le 7ᵉ jour. Jamais dans ces injections de sang d'un animal de même espèce on ne voit apparaître d'hémoglobinurie.

Ces expériences nous montrent bien le rôle important que joue la fibrine dans les épanchements sanguins, au point de vue de la lenteur de leur résorption; mais il n'est rien moins que prouvé que les globules blancs emprisonnés dans le caillot deviennent plus tard des cellules conjonctives. Si l'on acceptait cette hypothèse, ce serait admettre la possibilité de l'organisation du caillot, dans le sens où l'entendait Hunter, ce serait se mettre en opposition avec les idées actuelles sur la disparition des caillots. De plus, le rôle des globules blancs semble être tout autre que celui de fournir les éléments de l'organisation du caillot, la plupart des observateurs admettent que les globules blancs entraînent les particules colorées et les corpuscules solides résultant de la désintégration de la fibrine coagulée, de sorte qu'ils auraient bien plutôt pour rôle de désorganiser le caillot.

Si nous nous en rapportons à un travail du Dr Orth, analysé dans la Revue des Sciences Médicales (T. I, p. 579) sur le rôle des ganglions lymphatiques dans la résorption des épanchements sanguins, nous voyons que les globules blancs peuvent même entraîner les globules rouges avant leur altération complète; cet auteur signale en effet à la suite d'un écrasement de la jambe, la présence de globules sanguins plus ou moins altérés, remplissant les ganglions lymphatiques inguinaux au point d'en faire disparaître les éléments propres.

La résorption des épanchements sanguins après que le sang a été coagulé s'effectue lentement et par petites quantités à la fois; c'est sans doute ce qui explique l'absence de réaction de l'économie contre les éléments altérés qui rentrent dans la circulation. La fièvre est en effet exceptionnelle dans le cours de la résorption des hématomes; nous voyons aussi que dans les expériences de Cordua l'hémoglobinurie ne s'est montrée à aucun moment après l'injection dans le péritoine du sang pris sur l'animal lui-même. Nous avons pour notre compte examiné à diverses reprises les urines des malades atteints de fortes contusions avec épanchements sanguins, jamais ces urines n'ont été plus rouges qu'à l'état normal.

Quant à l'ictère hématique, il est rare, bien que nous en trouvions quelques cas signalés dans la thèse de A. Poncet (1874) sur l'ictère hématique traumatique.

Diverses expériences et des faits cliniques ont démontré que la fièvre pouvait apparaître dans le cours de la résorption de vastes épanchements sanguins ; ces expériences sont dues à Köhler, Angerer, Edelberg, V. Bergmann. Angerer cite quatre cas de blessures avec hémorrhagies considérables dans le tissu cellulaire sous-cutané chez l'homme ; il se produisit un mouvement fébrile intense qui ne pouvait être attribué qu'à la résorption de l'extravasat ; cette fièvre serait de même nature que la fièvre dite aseptique de Volkmann et Geuzmer.

Nous trouvons dans la Revue de Chirurgie de 1885, page 741, un exemple d'intoxication fermentitielle provoquée par un kyste sanguin. Le kyste siégeant à la cuisse avait le volume d'un gros œuf ; depuis 2 ans, la malade présentait tous les signes de la phthisie pulmonaire. Quelques semaines après l'extirpation du kyste par Langenbeck, tous les signes de la phthisie avaient complétement disparu. M. Cramer, auteur de l'observation émet à ce sujet l'hypothèse que dans le kyste se développa, comme cela arrive toujours dans le sang qui n'est plus en rapport avec la paroi vasculaire normale ou qui est stagnant, le ferment de fibrine de Schmidt, qui était constamment introduit dans le courant circulatoire ; c'est ce qui entraîna la fièvre et les phénomènes de coagulation dans les capillaires du poumon et de l'intestin avec leurs suites, comme nous pouvons l'observer, dit l'auteur, dans certaines circonstances, pendant la résorption des épanchements sanguins ainsi qu'après la transfusion.

Mais dans les épanchements sanguins ordinaires, cette résorption du ferment de la fibrine ne se fait qu'en très-petites quantités, puisque les vaisseaux un peu importants qui ont fourni par leur rupture l'épanchement sanguin, sont généralement oblitérés au voisinage de la poche sanguine, aussi le ferment ne peut pénétrer dans le sang qu'avec une grande lenteur.

En somme, les accidents généraux sont tout à fait exceptionnels dans le cours de la résorption des extravasats sanguins.

Indépendamment des modes de disparition des hématomes dont nous avons parlé plus haut, il peut se faire que quelque temps après la formation de la poche sanguine, celle-ci disparaisse brusquement, et que cette disparition coïncide avec l'apparition d'une énorme ecchymose. Nous avons observé dans le service de notre maître, M. le professeur Le Fort, un bel exemple de ce mode de terminaison (Voir Observation I). Il s'agissait dans ce cas d'un hématome traumatique sous-aponévrotique de la face externe de la cuisse, qui, 10 jours après son début, avait brusquement disparu. Il est probable que pendant la nuit, par suite d'une pression sur la poche, pression dont le malade n'avait pas eu conscience, le sang avait fait irruption dans le tissu cellulaire du membre inférieur, après la rupture de la poche. Cette rupture se termina par la guérison, mais seulement au bout d'un mois et si elle prévint la formation d'un kyste hématique persistant, elle ne fut pas non plus tout à fait sans inconvénient. En effet, malgré l'apparition d'une vaste ecchymose qui aurait dû inspirer des craintes au malade, celui-ci avait continué à vaquer à ses occupations ; aussi, à son entrée à l'hôpital, il y avait menace de phlegmon diffus du membre infé·rieur. Ces phénomènes alarmants ont d'ailleurs rapidement disparu à la suite du repos et de l'application de compresses humides.

Cette rupture de la poche qui peut quelquefois survenir sans qu'on puisse en découvrir la cause, a été autrefois vivement recommandée par Champion, de Bar-le-Duc, et un peu plus tard par Velpeau, car, pratiquée de bonne heure et quand le siége de l'hématome ne fournit pas de contre-indication, elle peut, bien que susceptible d'entraîner un phlegmon, empêcher la production du kyste hématique.

CHAPITRE TROISIÈME

TERMINAISON DE L'ÉPANCHEMENT SANGUIN PAR FORMATION
D'UN KYSTE HÉMATIQUE

Dans certaines conditions que nous passerons en revue
un peu plus loin, le sang, au lieu d'être résorbé, s'enkyste
et subit les diverses modifications dont l'étude va faire
l'objet de ce chapitre. Ces faits sont certainement exceptionnels, mais on peut dire qu'en général leur existence
est admise par tous les auteurs ; où l'accord cesse
d'exister, c'est quand il s'agit d'en donner une interpré-
tation exacte.

En premier lieu, et c'est là le fait le plus discuté, le
sang pourrait rester à l'état liquide avec conservation de
ses éléments constituants intacts ou peu altérés et encore
reconnaissables.

Nous lisons, en effet, dans l'article de Laugier sur la contusion (Nouv. Dict. de Méd. et de Chir., t. 9, page 315) :
« Le sang reste quelquefois liquide. On trouve dans la
science des exemples de dépôts sanguins qui, ouverts au
bout de plusieurs années, contiennent du sang rouge,

liquide, inodore, comme s'il sortait des vaisseaux au moment même ».

Malgaigne avait déjà remarqué cette particularité : « Lorsque le sang est sorti des vaisseaux, dit-il, et qu'il est encore en contact avec lestissus vivants, ce qui frappe tout d'abord, c'est que ce simple contact suffit pour le soustraire beaucoup plus longtemps à l'empire des lois chimiques, et à lui conserver même dans quelques cas, un certain degré de vitalité ».

Follin (Traité de pathologie externe, t. I, p. 392) est du même avis : « On voit assez souvent le sang rester à l'état liquide pendant un temps considérable, et au bout de plusieurs années même, sortir de la poche qui le renferme, rutilant et limpide comme s'il s'échappait d'un vaisseau. L'examen microscopique n'a pas fait découvrir dans quelques cas, d'altération des globules rouges du sang ».

Dans une importante discussion à ce sujet, aux séances des 12 et 22 novembre 1876, de la Société de chirurgie, cette question a été résolue différemment par MM. les professeurs Le Fort, Trélat et Verneuil. La discussion avait été soulevée à propos d'une observation de M. Nicaise, d'épanchement sanguin de l'articulation du genou non résorbé après 14 mois.

M. le professeur Trélat admet que la preuve que les collections d'apparence hématique sont vraiment constituées par du sang est difficile à faire ; il faut joindre à l'apparence un examen histologique, et il faut de plus prouver que le sang ne provient pas de néomembranes vasculaires. Les auteurs sont affirmatifs à ce sujet, Pelletan cite deux observations intéressantes. Dans l'une, le sang était resté 8 mois, dans la seconde, 3 ans, et était encore reconnaissable.

Cruveilhier (Anat. path., t. I, p. 219) admet aussi que le sang peut séjourner pendant de longues années dans les tissus. Virchow cite un cas d'hématome traumatique (T. I, p. 141. Pathologie des tumeurs) datant de 3 ans et demi et siégeant dans le muscle iliaque ; le contenu était sec, cassant, brun rouge, avec globules sanguins ratatinés. Broca, à propos des kystes périgènes, signale un épanchement sanguin de 450 grammes dont le contenu était rouge, liquide, au bout de 9 mois et demi : les globules formaient des piles comme à l'état normal; il n'y avait ni fibrine, ni cristaux d'hématosine.

M. Trélat cite de plus des cas de kystes veineux extirpés au bout de 10 ans et contenant encore du sang. Du reste, il admet que ce sujet appelle encore de nouvelles preuves anatomo-pathologiques et physiologiques.

M. le professeur Verneuil croit pour sa part que le sang épanché se convertit fatalement en hématoïdine. Il réfute et ne considère pas comme probants les exemples invoqués par M. Trélat ; enfin, s'appuyant sur l'autorité de Robin, de Cornil, de Ranvier, de Voillemier dans son article sur les ponctions capillaires, il conclut que tout ce que nous savons des hématocèles, des pachyméningites, des hémorrhagies cérébrales, nous porte à admettre que le sang ne se maintient pas liquide dans les cavités closes.

M. le professeur Le Fort, se basant sur le peu d'altération du sang au bout de 4 ou 5 années dans les anévrysmes sur lesquels on a pratiqué la ligature, ne considère pas comme impossible que le sang puisse rester, non pas dans son état primitif, car les éléments figurés sont toujours altérés, mais avec ses apparences physiques.

Cette question de la conservation du sang à l'état liquide, sans destruction complète des éléments figurés, nous semble encore fort difficile à résoudre dans l'état actuel de la science, car ainsi que nous le verrons plus loin, les hématomes enkystés étant entourés par une membrane de nouvelle formation, vasculaire, on peut rattacher presque toujours à des hémorrhagies de cette néomembrane, la présence d'éléments du sang peu altérés. Dans un cas d'hématome de la région claviculaire (Obs. n° 3), le liquide renfermait de nombreux globules rouges qui ne semblaient avoir subi aucune altération ; mais le kyste avait été palpé avant son ouverture, ce qui pouvait avoir rompu quelques vaisseaux de la néomembrane dont on pouvait apprécier l'épaisseur après l'évacuation du contenu de ce kyste.

Mais si ce point de la persistance du sang à l'état liquide avec conservation des globules est encore discutable, il n'en est pas de même des diverses transformations qu'il peut subir dans l'intérieur de la poche qui l'entoure.

Que devient donc l'épanchement qui n'a pas été résorbé en totalité ou en partie ? Tout d'abord, il faut remarquer qu'il ne communique plus directement avec les vaisseaux dont la rupture a déterminé sa formation ; il est entouré complètement par une membrane d'enveloppe.

D'après Velpeau (Recherches sur les cavités closes et Annales de chirurgie française et étrangère, 1843), les parois des tumeurs hématiques survenues à la suite d'une contusion sont constituées par les fibres mêmes du tissu cellulaire écartées, refoulées par l'épanchement. Petit fils attribuait la formation d'une enveloppe distincte au dépôt périphérique de la couenne du sang. Boyer, Cloquet, ont admis que le sang épanché était limité par une fausse membrane provenant de sa partie albumineuse ou fibrineuse. Cruveilhier (Anat. path., T. III, p. 509), et Sédillot (Th. de concours, Strasbourg, 1841), disent qu'il se forme autour de l'épanchement sanguin une poche d'isolement, qui, dans le principe, n'est qu'une fausse membrane, mais qui ne tarde pas à s'organiser.

La plupart de ces auteurs avaient parfaitement constaté le fait que l'épanchement sanguin non résorbé pouvait s'enkyster, mais sous l'influence des idées de Hunter reprises plus tard par Velpeau, ils admettaient que le caillot s'organisait et avaient sur ce point des idées tout à fait opposées à celles qui règnent actuellement.

D'importants travaux sont venus, en effet, montrer que le sang extravasé ne s'organise jamais; c'était là, d'ailleurs, l'opinion de Cruveilhier, et divers expérimentateurs ont pu suivre le travail d'enkystement du sang non résorbé, et montrer que ce travail résulte de l'irritation produite sur le tissu au sein duquel s'est fait l'épanchement sanguin, par le sang lui-même qui, par les modifications qu'il a subies, se comporte comme un véritable corps étranger. Thompson a constaté que les parois d'une poche remplie de sang se recouvraient d'une

couche de lymphe plastique qui les isole du sang contenu. Si le sang trouve une issue, c'est par le moyen de
cette couche que se fera l'adhésion des parois ; si le sang
n'a pas d'issue, cette couche devra servir à l'absorption
du liquide, mais divers obstacles peuvent s'opposer à
cette absorption.

D'autre part, les expériences de M. le professeur Vulpian ont établi que le sang provoque dans les tissus
séreux une inflammation légère se traduisant par une
vascularisation exagérée de la séreuse et la production
d'une fausse membrane épaisse, vasculaire, enkystant
complètement le caillot sanguin. Dès lors, les conditions
désirables pour l'absorption n'existent plus ni du côté
du liquide, ni du côté de la membrane, et la disparition
très-lente des caillots trouve ainsi son explication natu-
relle.

Les expériences de MM. Laborde et Luneau (Thèse
de 1873), ont également bien démontré la réalité de cet
enkystement du sang épanché dans les séreuses. M. Nélaton a repris ces expériences à propos des épanchements
sanguins de la cavité pleurale, et il est arrivé aux mêmes
conclusions.

C'est au bout de 3 à 4 jours que commence d'une
façon manifeste cette réaction, qui se caractérise par la
vascularisation des parois du foyer, et le phénomène
coïncide avec l'apparition à la surface de cette paroi,
d'une grande quantité de cellules embryonnaires. Malgré
l'autorité de Virchow et les expériences de Cohnheim,
nous ne sommes pas encore en mesure d'affirmer si ces
jeunes cellules proviennent de la prolifération des cel-

lules du tissu conjonctif, ou si, au contraire, elles proviennent exclusivement de la diapédèse des globules blancs. Quoiqu'il en soit, quelques jours après la production de l'épanchement sanguin non résorbé, celui-ci est entouré d'une couche de tissu embryonnaire qui ne tarde pas à se vasculariser. Suivant certaines conditions qui ne nous semblent pas encore parfaitement déterminées, l'hématome va subir différentes modifications. Le sang non résorbé peut alors se trouver à des états très-différents : le sérum exprimé du sang coagulé par la rétraction du caillot peut avoir été complètement résorbé, ou bien il en reste une certaine quantité. Dans le premier cas, le caillot peut être encore formé de fibrine englobant les éléments figurés du sang, ou bien la fibrine et les globules peuvent avoir déjà subi diverses modifications.

Dans quelques cas qui sont en somme assez rares, on peut voir les parties solides de l'épanchement sanguin persister seules, pour ainsi dire indéfiniment; nous en trouvons quelques exemples, dans le Traité des maladies du sein, de Velpeau (p. 174); Billroth également admet l'existence de cette variété de kyste hématique : « Il se peut, dit-il, que la partie liquide du sang soit entièrement résorbée, et qu'il reste une tumeur composée de couches concentriques comme un oignon. Cette terminaison est parfois réservée aux extravasats des grandes lèvres; il en résulte une tumeur dite fibrineuse. »

Nous en trouvons encore un exemple dans notre Observation n° 8, bien que l'examen histologique n'ait pas prouvé absolument que la tumeur résultât des transformations subies par un kyste hématique. Si la paroi de nouvelle formation qui enveloppe les tumeurs se transforme en tissu fibreux adulte avec disparition plus ou moins complète des vaisseaux qui s'étaient développés dans la néomembrane, la masse fibrineuse non résorbée sera définitivement enkystée, et pourra persister ainsi indéfiniment. On pourra donc, si on a l'occasion de faire l'anatomie pathologique de ces tumeurs, les trouver constituées par des couches stratifiées de fibrine plus ou moins jaunâtre ou décolorée, ou bien par une masse concrète formée de grumeaux fibrineux agglomérés, sans aucune espèce de liquide, mais d'un aspect granuleux et de consistance beaucoup moindre que celle de la fibrine déposée en couches stratifiées.

On comprend aisément que les amas fibrineux entourés par un tissu fibreux d'une faible vitalité, n'éveillent aucun phénomène réactionnel dans ce tissu; aussi peuvent-ils rester indéfiniment sans que la fibrine subisse de travail de régression moléculaire, travail qui, d'ailleurs, ne ferait pas disparaître la fibrine, puisque après la formation du tissu fibreux dans l'enveloppe de la tumeur, les conditions nécessaires pour la résorption de la fibrine n'existent plus. Cependant, après un temps plus ou moins long les parois du kyste peuvent s'infiltrer de sels calcaires, par un mécanisme analogue à celui qui détermine l'incrustation des parties enflammées chroniquement depuis un temps très-long.

La fibrine elle-même peut être envahie par les granulations calcaires, et ce phénomène est analogue à celui qui se passe dans les infarctus anciens.

Si la fibrine non résorbée séjourne dans une cavité séreuse, comme dans le genou par exemple ou dans l'une des nombreuses bourses séreuses normales ou accidentelles, elle serait, d'après Volpeau et un certain nombre d'auteurs, susceptible de former une des variétés de corps étrangers que l'on rencontre quelquefois dans ces cavités.

Ainsi, Ph. Boyer a extrait du genou des corps étrangers composés d'une matière blanchâtre, s'écrasant sous le doigt et paraissant n'être autre chose que de la fibrine décolorée. Fabre (Follin, T. III, p. 143), cite également un cas dans lequel le corps étranger formé de couches concentriques blanches et fibreuses à la circonférence, brunes un peu plus profondément, présentait à son centre une véritable pulpe noire facile à écraser. Un malade observé par Nélaton portait un corps étranger articulaire reconnaissant évidemment pour cause une hématocèle intra-articulaire consécutive à une chute sur le genou. Legouest a également cité des cas analogues.

Mais ces faits sont rares, et ils ne peuvent s'appliquer aux corps étrangers d'aspect cartilagineux, fibro-cartilagineux ou osseux; on sait également depuis les travaux de Michon, que les grains riziformes ont une toute autre origine que les transformations de la fibrine d'un épanchement ancien.

Les kystes hématiques contiennent le plus fréquemment autre chose que de la fibrine pure. En effet, dans presque toutes les observations d'épanchéments sanguins enkystés, nous trouvons que la collection abandonnée à elle-même, au lieu de s'indurer tend à devenir de plus

en plus fluide. Le contenu se convertit en caillots granuleux assez semblables à du raisiné ; ils forment parfois
une sorte de bouillie couleur lie de vin ou chocolat ; quelquefois ce liquide ressemble à du sirop de groseilles.
Tantôt les caillots stratifiés persistent encore sur la paroi
interne de l'enveloppe ; tantôt le contenu de la poche est
directement en rapport avec la néomembrane plus ou
moins transformée. Le liquide du kyste renferme presque toujours une quantité plus ou moins considérable de
paillettes de cholestérine, qui, d'après Billroth, se trouveraient surtout dans les grands extravasats sanguins
circonscrits, tandis que les cristaux d'hématoïdine se
trouveraient plutôt dans les extravasats plus petits et
plus diffus ; cet auteur attribue à la métamorphose graisseuse des éléments sanguins, la tendance à la formation
des cristaux de cholestérine.

D'après Velpeau et Sédillot l'aspect du contenu de la
variété de kystes dont nous nous occupons en ce moment, tiendrait à la sécrétion de la lymphe plastique par
les parois du kyste ou par les tissus environnants ; cette
lymphe dissoudrait les caillots qui seraient alors repris
par absorption.

Les divers aspects du sang épanché peuvent assez faci-
lement s'expliquer. Ainsi, d'après Robin (Traité des humeurs), quand les hématies ont perdu leur oxygène et se
sont chargées d'acide carbonique, le caillot devient gelée
de groseilles et se ramollit. Le caillot peut prendre une
couleur jaune ocre par séparation de l'hématosine des
globules ; quand l'hématosine perd son fer elle devient
de l'hématoïdine qui forme de beaux cristaux rouge

orangé. Les diverses matières colorantes dérivées de l'hémoglobine se mélangent avec le sérum qui peut n'avoir pas été entièrement résorbé, avec le liquide sécrété par la paroi interne du kyste, avec les produits de désintégration du caillot, et donnent ainsi au contenu du kyste ces aspects si variés, mais qui permettent de reconnaître même au bout d'un temps très-long, la nature hématique de certaines tumeurs enkystées dont le diagnostic présente parfois des difficultés presque insurmontables.

Les hématomes dont le contenu est formé par ce liquide ou par une sorte de bouillie colorée ne se résorbent pas d'habitude spontanément ; ils peuvent rester plus ou moins longtemps stationnaires, mais le plus souvent on les voit prendre un accroissement généralement lent ou qui procède quelquefois par poussées successives. Dans presque toutes nos observations, l'accroissement de l'hématome a été progressif, ou bien la tumeur a conservé le même volume. Dans l'observation 6, on peut voir un exemple de l'accroissement brusque de la tumeur.

La nature de la paroi des hématomes nous rend compte de ces divers modes d'évolution. Si, en effet, cette paroi devient fibreuse, le kyste n'a que peu de tendance à augmenter de volume ; si, au contraire, elle reste à l'état de néomembrane vasculaire dont l'irritation néoformative est sans cesse entretenue par la grande mobilité de la région où siège l'hématome, ou par des contusions, ou des frottements sans cesse répétés, la tumeur augmente peu à peu de volume ; il peut se faire comme dans la néomembrane de l'hématocèle vaginale, de petites hémorrhagies à diverses reprises; la friabilité des vaisseaux de la néomembrane rend bien compte de ces hémorrhagies; le sang épanché à différents intervalles et mélangé au contenu du kyste se coagule et on s'explique ainsi l'aspect stratifié des caillots qui tapissent parfois la partie interne du kyste. Si une hémorrhagie plus considérable se produit pour une cause quelconque aux dépens des vaisseaux de la néomembrane, on pourra voir le kyste augmenter brusquement de volume. Ce ne sont là évidemment en grande partie que des hypothèses, mais ces hypothèses nous semblent rendre suffisamment compte des faits observés, et d'ailleurs, elles sont bien en rapport avec ce qu'on sait depuis le mémoire de M. le professeur Gosselin, sur l'hématocèle vaginale.

L'enkystement de l'épanchement sanguin peut encore donner lieu à une variété de tumeur dont les relations avec l'hématome traumatique sont parfois assez difficiles à établir; nous voulons parler des kystes renfermant un liquide incolore et cependant consécutifs à un épanchement sanguin. Voici l'opinion de Billroth à ce sujet : le contenu des kystes qui sont dus à des extravasats sanguins est plus ou moins foncé selon qu'ils datent d'une époque plus ou moins récente, la couleur rouge du sang peut même s'y effacer entièrement et leur contenu devenir entièrement limpide ou seulement légèrement trouble par le mélange de molécules graisseuses. C'est là également l'opinion de Cruveilhier (Anat. pat., t. 3, p. 512).

D'après Laugier (Art. contusion du nouv. Dict. de Méd. et de Chirurg. prat.), quelquefois la matière colorante du sang est tout à fait détruite et la collection est presque transparente ; elle a parfois une consistance sirupeuse. Le dépôt est un véritable kyste qui persiste et s'accroît par le travail de sécrétion qui a lieu à la face interne de la poche.

Ces cas sont certainement de beaucoup les plus rares ; la décoloration du contenu peut ne survenir qu'après une ou plusieurs ponctions, comme on peut le voir dans notre observation 16 ; les parties colorantes existaient encore dans le kyste au moment de la première ponction. Dans certaines circonstances, on peut encore retrouver les traces anciennes du sang épanché, dans la paroi du kyste ; les particules d'hématosine et surtout les cristaux d'hématoïdine infiltrent alors comme d'un pigment les cellules de cette paroi. Quelquefois les éléments colorés ont même entièrement disparu et rien au moment de l'ouverture du kyste ne vient rappeler l'origine du contenu de la poche. Morel-Lavallée a publié dans le Bulletin de l'académie Impériale de Médecine (T. 20, p. 125), un fait de transformation en kyste séreux d'un épanchement traumatique du sein, fait qui ne laisse aucun doute sur la réalité de cette transformation.

Velpeau a observé également un cas analogue ; depuis 3 ans, une jeune femme portait à la partie supérieure du sein une tumeur du volume d'un œuf de poule consécutive à un violent coup de coude. Ce coup fut suivi d'une large ecchymose qui persista longtemps au-dessous du mamelon. La tumeur était indolente et n'occasionnait

aucun trouble de la santé générale. Cette tumeur, enlevée, montra qu'elle était constituée par une mince
paroi calcaire confondue par sa face externe avec les
tissus sains du voisinage. Elle renfermait un liquide
onctueux, grenu, pointillé de grumeaux blanchâtres,
d'un aspect oléagineux. Le contenu ressemblait un peu
à de la moutarde très-liquide. A ce sujet, Velpeau rap-
proche ce kyste des véritable kystes séreux et se basant
sur les transformations séreuses des épanchements sanguins qu'il a observées plusieurs fois dans d'autres
organes, il cherche à en établir la pathogénie.

Le contenu oléagineux de la tumeur enlevée par
Velpeau provenait-il bien d'altérations successives survenues dans le sang non résorbé ? Il est probable que
non. En effet, si l'on se reporte à la thèse de Casteigneau
(Paris, 1875), sur les épanchements huileux dans les
lésions traumatiques, thèse dans laquelle se trouvent
discutées les diverses théories émises pour expliquer la
production du contenu huileux de ces kystes traumatiques, on verra que presque tous les auteurs sont d'accord pour les rapporter à une toute autre cause qu'à la
transformation du sang. D'ailleurs, à propos d'un épanchement traumatique de liquide huileux au côté externe
du genou, M. le professeur Gosselin dans ses cliniques
(Tome III, p. 300) dit : « Ce serait une hypothèse ha-
sardée que de considérer ce liquide comme résultant de
transformations successives effectuées dans un épanchement sanguin ».

On a d'ailleurs rapproché les kystes huileux des épanchements traumatiques primitifs de sérosité si bien dé-

crits par Morel-Lavallée (Archives génér. de Médecine, 1851). Jusqu'au mémoire de Morel-Lavallée, les épanchements traumatiques de sérosité étaient confondus avec les autres, sous le titre d'épanchements sanguins, bien que peut-être Lamotte en 1655, et plus tard, Pelletan, en 1810, Velpeau et Cloquet en aient cité des observations, mais sans en avoir reconnu la véritable origine. Ces épanchements, comme on le sait, se distinguent de l'épanchement sanguin par la nature du traumatisme auquel ils succèdent et par leur mode d'apparition; on ne les voit guère que dans les régions ou la peau glisse sur une aponévrose résistante, comme sont l'aponévrose de la région sacro-lombaire, l'aponévrose de la cuisse et celle du bras, et la contusion qui les détermine est un choc oblique qui fait glisser la peau sur l'aponévrose. Ces épanchements sont remarquables par leur persistance et même par leur tendance à augmenter. Comme pour les kystes sanguins dont nous nous sommes occupé plus haut, c'est à la production d'une néomembrane qui se comporte comme les parois d'un véritable kyste que l'on rattache ce mode d'évolution des épanchements de sérosité. Ces épanchements succédant à une forte contusion peuvent parfois s'accompagner d'une ecchymose; aussi quand ces kystes ne sont ouverts qu'au bout d'un temps très-long, il est bien difficile d'affirmer que le liquide primitivement épanché était séreux, ou bien que la sérosité est le reliquat d'un épanchement sanguin dont les éléments solides ont été résorbés.

Il nous semble que quelques auteurs sont peut-être

allés trop loin en établissant une distinction absolue entre l'épanchement sanguin et l'épanchement traumatique de sérosité au point de vue de leur évolution. On a dit, en effet, que l'épanchement sanguin tend à disparaître graduellement par résorption du sérum et du caillot lui-même. Au contraire, l'épanchement de sérosité et l'épanchement huileux ou mixte n'ont aucune tendance à disparaître; ils augmentent plutôt. S'il est vrai que dans la grande majorité des cas les épanchements sanguins finissent par se résorber, il faut bien admettre cependant, que parfois ces épanchements peuvent, comme les épanchements de sérosité, être entourés d'une néomembrane, et, comme ceux-ci, devenir le point de départ de kystes d'une durée illimitée.

D'ailleurs, l'épanchement de sérosité n'est pas toujours formé de sérosité pure ; quelquefois il est plus ou moins mélangé de sang ou de graisse, et constitue alors ce que Morel-Lavallée a décrit sous le nom d'épanchements mixtes ; ces épanchements se comportent d'habitude comme les véritables épanchements de sérosité, aussi nous croyons inutile d'insister sur la description de leur évolution.

CHAPITRE QUATRIÈME

Indépendamment des modes de terminaison des hématomes dont nous venons de nous occuper; il peut se
faire que, soit dans le cours de la résorption de l'épanchement, soit beaucoup plus tard quand cet épanchement
s'est enkysté, des phénomènes inflammatoires plus ou
moins intenses apparaissent, et, dans ces cas, on verra
l'hématome se terminer par suppuration. A ce sujet,
nous empruntons à Billroth (Pathologie Chirurgicale
générale, p. 136) les lignes suivantes : « Une terminaison beaucoup plus fréquente que les deux dernières métamorphoses (kyste hématique liquide et tumeur fibrineuse), et à peu près aussi fréquente que la résorption,
est la suppuration des extravasats circonscrits. Le processus inflammatoire dans les parties environnantes et
les processus plastiques dans la partie périphérique de
l'extravasat lui-même, processus qui dans les deux cas

précédents ont donné lieu à une formation de tissu conjonctif condensé par lequel le sang a été isolé de tous côtés, affectant dans le cas qui va maintenant nous occuper, un caractère plus aigu, il se forme bien une couche qui tend à circonscrire l'extravasat, mais elle ne se produit pas lentement et successivement comme dans les cas précédents, et s'accompagne d'une rapide multiplication des cellules ; l'infiltration plastique du tissu ne conduit pas à une formation de tissu conjonctif mais à la suppuration ; l'inflammation s'avance progressivement jusqu'à la peau, celle-ci entre peu à peu en suppuration de dedans en dehors, enfin, elle est perforée et le sang mêlé de pus est évacué ; les parois de la cavité se rejoignent plus tard, elles subissent la rétraction cicatricielle et finissent par adhérer entre elles ; c'est ainsi que la guérison s'opère dans ce cas.....

Le processus de l'abcès hématique peut bien traîner en longueur, il peut durer de trois à quatre semaines, cependant il suit en général une marche favorable et n'est dangereux que par le siége qu'il occupe.

Nous reconnaissons la transformation d'un extravasat sanguin en abcès par la rougeur inflammatoire de plus en plus prononcée de la peau, par l'augmentation du gonflement, par un endolorissement peu marqué, quelquefois accompagné d'un peu de fièvre, enfin par l'amincissement de la peau à l'endroit où finalement la perforation a lieu. »

D'après Follin (T. 1, p. 392), la suppuration est un mode de terminaison des hématomes qu'on ne rencontre qu'assez rarement : « ... plus rarement, à cause de la violence, ou à la suite du sphacèle de la peau, ou bien encore sous quelque influence indéfinissable, on voit le foyer sanguin s'enflammer et suppurer. Ces phlegmons hématiques s'accompagnent le plus souvent d'une réaction inflammatoire très-vive, le pus est mélangé de sang et la maladie ne suit point la marche d'un phlegmon simple. Il s'agit là d'une affection grave et quand l'épanchement est très-considérable, sa transformation en phlegmon est assez souvent suivie de la mort du malade.

Si cette transformation phlegmoneuse est le résultat immédiat de la contusion, elle survient alors peu de jours après l'action traumatique ; d'autres fois, l'inflammation n'apparaît qu'à la chute de l'eschare ; enfin, le phlegmon sanguin peut se montrer à toutes les périodes de là lésion lorsqu'il est le résultat de l'imprudence du malade. »

Tous les auteurs sont d'accord pour admettre que des foyers sanguins peuvent suppurer, mais nous n'avons pu trouver qu'un petit nombre d'observations de ce mode de terminaison. Dans le Mémoire de Pelletan (Tome II, p. 160), nous trouvons une observation d'abcès sanguin, suite d'une contusion de la cuisse, sans plaie, mais cette observation manque de détails sur les conditions dans lesquelles est survenue la suppuration. Nous avons aussi trouvé dans le traité de la suppuration de Chassaignac, plusieurs observations d'épanchement sanguin suppuré ; les épanchements ne communiquaient pas avec l'extérieur. Cet auteur cite une observation de céphalématome suppuré sans ouverture à l'extérieur (T. II, p. 14). A la page 532, nous trouvons un cas de vaste épanchement sanguin du bras avec plaie simplement cutanée, suppuré au bout de huit jours ; à la page 721, deux cas d'hématocèle suppurée de la bourse prérotulienne ; à la page 745 enfin, deux cas d'épanchements sanguins de la jambe, terminés par suppuration. Nous n'avons pas trouvé dans ces observations, d'indications plus nettes de la cause de la suppuration.

Billroth (Pathologie chirurgicale générale, p. 139), cite une observation d'extravasat énorme, en partie diffus, et en partie circonscrit, qui s'était formé après une fracture de l'omoplate. Une tumeur qui offrait une forte suppuration persista sans se résorber, tandis que la résorption se fit promptement dans l'exsudat diffus; seulement dans le cours de la cinquième semaine à partir de la lésion, l'abcès se perfora et donna issue à 2 litres de pus environ ; huit jours après, cette énorme excavation était fermée et le patient quitta l'hôpital entièrement guéri.

Nous rechercherons un peu plus loin dans quelles conditions survient la suppuration d'un épanchement sanguin. Quoi qu'il en soit, quand la suppuration apparaît, elle peut se borner à produire un simple abcès hématique, sans gravité pour la vie, ou bien elle peut revêtir une forme beaucoup plus grave, et même s'accompagner de sphacèle plus ou moins étendu des parties molles.

Pelletan dans ses cliniques (T. II, p. 147, 152 et 159), cite plusieurs observations de ce genre dans lesquelles ces accidents gangréneux occasionnèrent la mort du malade.

La suppuration d'un foyer sanguin s'accompagne-t-elle nécessairement des phénomènes inflammatoires intenses, fièvre, rougeur de la peau, gonflement et douleurs vives des parties enflammées, signalés par tous les auteurs ? Il semble que dans certaines conditions assez mal déterminées, un foyer sanguin puisse se transformer en abcès, même très-volumineux, sans qu'il se produise une vive réaction inflammatoire. Nous pouvons citer à l'appui de cette opinion deux observations recueillies dans le service de M. le professeur Le Fort et que nous publions à la fin de ce travail (Obs. 4 et 5).

Le pus contenu dans ces abcès, au moins dans l'un, n'avait pas les caractères que présente le liquide puriforme que renferment les abcès froids, cependant par leur évolution ces abcès se rapprochaient beaucoup des abcès froids du tissu cellulaire, indépendants de toute lésion osseuse ou articulaire. Malheureusement, nous n'avons pu rencontrer aucune observation probante d'épanchement sanguin traumatique devenu le point de départ d'un abcès froid ; cependant ce mode de terminaison ne semble pas impossible ; d'ailleurs, il est admis par M. le professeur Verneuil dans son article « Contusion » du Dictionnaire encyclopédique des Sciences médicales.

Les épanchements sanguins seraient encore peut-être le point de départ d'autres affections ; mais ce ne sont point certainement les modifications du sang épanché qui peuvent, comme le croyait anciennement Velpeau, donner lieu à des tumeurs de diverses natures. De tout temps la contusion a été considérée comme pouvant devenir le point de départ de tumeurs bénignes ou malignes ; il faut sans doute rejeter cette cause dans un très-grand nombre de tumeurs dont on commence à élucider la pathogénie, mais il en est quelques-unes dans lesquelles le traumatisme semble jouer un rôle véritablement indéniable.

Sans parler des kystes hydatiques dont la contusion est souvent le point de départ de la localisation, sans que le mécanisme intime en ait encore été jusqu'ici parfaitement élucidé, on peut admettre, jusqu'à preuve du contraire, que certaines tumeurs rangées par Lebert dans la classe des tumeurs fibro-plastiques peuvent succéder à un ancien épanchement sanguin. Chez quelques individus, et dans des conditions encore mal déterminées, la néoformation embryonnaire consécutive à l'irritation traumatique et à l'irritation produite par la présence de l'épanchement sanguin non résorbé, peut continuer pendant un certain temps et donner lieu à une variété de tumeurs rangées actuellement par les histologistes dans le genre sarcome, qui comprend, comme on le sait, des tumeurs bien différentes par leur évolution. Telle est du moins l'opinion que nous avons trouvée exprimée par M. le professeur Verneuil dans l'article « Contusion » que nous avons déjà cité plus haut. Aucun fait absolument probant ne peut sans doute être encore apporté à l'appui de cette opinion, mais à ce qu'il nous semble du moins, rien ne peut actuellement empêcher cette hypothèse d'être vraisemblable.

Nous trouvons dans les Bulletins de la Société de chirurgie (T. VI, p. 245, année 1855), une observation très-intéressante, de Larrey, qu'il serait trop long de rapporter en entier. Il s'agissait d'une tumeur hématique de la partie inférieure de la cuisse, survenue trois mois après une contusion par une balle morte. Cette tumeur, contusionnée quatre ans plus tard, devint douloureuse; un chirurgien l'incisa et en enleva la plus grande partie. Six mois plus tard, la tumeur avait récidivé; au bout de dix ans, soumise à de nouvelles contusions, elle avait atteint le volume d'une orange; on l'enleva presque en entier; deux mois après la récidive était survenue.

Parlant de cette observation à la Société anatomique en 1860, M. le professeur Trélat déclare que la tumeur était bien certainement un kyste hématique, et que la seule chose qui permette de comprendre cette ténacité dans la récidive, c'est que les deux premières opérations avaient été incomplètes par crainte d'entrer dans l'articulation du genou.

Cette marche grave du kyste hématique est sans doute un cas tout à fait exceptionnel, mais elle nous fournit une indication thérapeutique évidente; si on est décidé à pratiquer l'ablation de la tumeur, il faut enlever la totalité du contenu et du kyste enveloppant.

On peut voir également à la suite des hématomes, suivant leur siége, l'apparition d'ecchondroses, de périostoses, d'exostoses; ces diverses productions résultent évidemment du traumatisme dans quelques cas, mais par un tout autre mécanisme que celui de l'organisation du sang épanché, comme on l'entendait autrefois, sous l'influence des idées de Hunter.

Parfois également les hématomes laissent à leur suite des noyaux indurés dans le tissu conjonctif, noyaux qui peuvent persister indéfiniment et produire même dans quelques cas, des rétractions cicatricielles.

CHAPITRE CINQUIÈME

CAUSE DES DIFFÉRENTS MODES D'ÉVOLUTION DES HÉMATOMES TRAUMATIQUES

A quelles causes doit-on rattacher les différences si considérables que nous voyons dans le mode de terminaison des hématomes? Il y a à ce sujet des causes qui ne laissent aucun doute; d'autres sont plus ou moins hypothétiques; enfin, il reste encore quelques points complètement inexplicables.

Tout d'abord, l'âge du malade a-t-il quelque influence sur la terminaison de l'hématome?

Chez les enfants, indépendamment des céphalématomes que l'on ne peut rattacher à la description des véritables hématomes traumatiques, on peut voir quelquefois des hématomes au niveau du sterno-mastoïdien (Thèse de Planteau); ces hématomes qui résultent soit de tractions intempestives pendant l'accouchement par le siége, soit de l'application du forceps sur la tête, soit de rotation exagérée de la tête, ont fait l'objet d'une discussion à la Société Médicale des Hôpitaux, le 14 novembre 1884; la tumeur d'abord molle et fluctuante, prend au bout de 15 à 20 jours une consistance fibreuse, et la résolution est très-lente à obtenir, d'après l'opinion de M. Blachez.

D'après MM. Legroux, Descroizilles et d'Heilly, les hématomes seraient assez fréquents et se termineraient toujours par la résolution. Quant aux céphalématomes, d'après Valleix, Burkhard, Seux, ils guérissent presque toujours spontanément dans l'espace de quelques semaines.

Chez le vieillard, les épanchements sanguins ne semblent pas se résorber avec la même facilité que chez l'adulte; cependant il n'y a pas de règle bien fixe à ce sujet, mais c'est surtout du côté des causes locales qu'il faut rechercher la raison des différences dans l'évolution des hématomes.

En première ligne, nous remarquons que les hématomes non résorbés s'observent surtout dans certaines régions et en particulier au niveau de la fesse, de la face externe de la cuisse, au crâne, au sein, dans la tunique vaginale, à la vulve. Ces régions sans doute sont les parties de l'économie les plus exposées aux contusions, et ce n'est que dans une faible proportion que les épanchements sanguins de ces régions se tranforment en kystes hématiques. Le siége anatomique de l'épanchement paraît avoir une certaine importance.

L'épanchement qui se produira dans une bourse séreuse normale ou surtout accidentelle, aura beaucoup moins de tendance à se résorber que les épanchements qui ont lieu dans le tissu cellulaire. En effet, le sang trouve d'abord une cavité toute prête à le recevoir, et n'ayant à vaincre que peu de résistance, il s'accumule promptement en quantité notable dans la poche. De plus, la bourse séreuse est tapissée d'un endothélium qui s'opposera à la résorption du sang épanché bien plutôt qu'il ne la favorisera ; le sang sera mélangé aux produits de secrétion de la séreuse, autre cause qui est considérée par tous les auteurs comme susceptible de retarder ou d'empêcher la résorption du sang. Les bourses séreuses, surtout les bourses séreuses accidentelles, ont des parois conjonctives, plus ou moins épaisses ; le tissu conjonctif à leur voisinage est toujours un peu irrité et il suffit d'une contusion même légère, pour transformer cette irritation en véritable inflammation ; on sait, en effet, avec quelle facilité la contusion de la bourse rétro-olécrânienne, par exemple, peut amener un phlegmon du membre supérieur ; nous verrons un peu plus loin que tous les auteurs s'accordent pour reconnaître que la résorption ne se fait pas si la contusion porte sur des tissus irrités ou enflammés.

Nous ne pouvons donc pas nous étonner du siège relativement fréquent des hématomes à la fesse, surtout quand on songe aux bourses séreuses parfois très-développées qu'on y rencontre. Nous lisons en effet dans l'Art. « Fesse » du Dictionnaire de Médecine et de Chirurgie pratiques (T. XIX) : « Quelquefois les bourses séreuses sous-cutanées de la fesse (ischiatique, iliaque postérieure, signalées surtout par Chassaignac) deviennent le fait d'épanchements sanguins, et nous trouvons dans l'anatomie chirurgicale de Velpeau que l'existence de ces bourses explique la formation des tumeurs hématiques de la fesse que plusieurs praticiens ont observées et qu'il y a lui-même rencontrées. »

La bourse trochantérienne est aussi quelquefois le siége de kystes hématiques. C'est surtout dans les hématomes des bourses séreuses qu'on observera des accroissements successifs de la tumeur, par suite d'hémorrhagies des vaisseaux de la néomembrane ; les bourses séreuses en effet, sont beaucoup mieux disposées pour l'enkystement du sang et la formation d'une néomembrane, que les épanchements qui se font de force dans le tissu conjonctif.

Les ruptures musculaires traumatiques, d'après Follin, Cornil et Ranvier et d'autres auteurs, donnent rarement lieu à la production d'un kyste hématique ; cependant, nous trouvons dans la thèse de Curtis quelques exemples de kystes hématiques persistants dans les muscles ; mais il faut reconnaître qu'ils sont beaucoup plus rares que dans les bourses séreuses ou dans le tissu cellulaire.

Les fractures également sont rarement suivies d'hématomes de longue durée ou persistant indéfiniment ; bien que la déchirure des vaisseaux des os, surtout de ceux de la partie spongieuse, fournisse une quantité de sang abondante, ce sang s'infiltre dans tout le membre, peut même se collecter en quelques points, mais il se résorbe d'habitude, quelquefois même avec une trèsgrande rapidité. On sait néanmoins que si le sang collecté au niveau du foyer de la fracture ne se résorbait pas ou ne se résorbait qu'avec une grande lenteur, sa présence serait une cause de retard dans la consolidation ou même un obstacle absolu à cette consolidation. Mais heureusement ce fait ne peut guère se produire dans les conditions ordinaires des fractures, et pour le voir survenir, il faudrait que la fracture fût accompagnée de la déchirure d'une artère assez volumineuse, comme on peut quelquefois le voir dans les fractures de jambes (Mémoire de Nepveu sur les lésions vasculaires dans les fractures de jambe).

L'épanchement de sang dans certaines cavités tapissées par une muqueuse, comme le sinus maxillaire, peut donner lieu à des kystes hématiques de longue durée, qui présentent parfois de grandes difficultés pour le diagnostic. Jourdain, Dupuytren, Velpeau, ont cité de ces cas d'hématomes traumatiques du sinus maxillaire; le cas le plus curieux est certainement celui qu'a rapporté Bermond dans le Bulletin médical de Bordeaux, en 1840.

La nature des vaisseaux dont la déchirure a causé l'épanchement sanguin, a-t-elle une influence sur l'évolution de cet épanchement ? Les collections sanguines résultant de la déchirure sans plaie extérieure, des artères d'un certain volume, ne rentrent pas dans notre sujet, puisque nous n'avons pas à nous occuper des anévrysmes traumatiques; mais la déchirure d'artères de petit calibre peut donner lieu à des hématomes qui sont rapidement isolés de la circulation générale; fréquemment, la déchirure d'une artère donnera lieu à un épanchement assez volumineux: le sang artériel, d'après les expériences des physiologistes, se coagule plus vite que le sang veineux qui est beaucoup moins plastique; aussi, l'hématome produit aux dépens du sang artériel semble-t-il à cause de la quantité et de la plasticité du sang, devoir être plus difficilement résorbé que le sang qui provient des veines ou des capillaires. Mais il est difficile de s'appuyer sur des faits pour justifier ces prévisions théoriques.

L'abondance du sang est-elle un obstacle absolu à sa résorption ? D'après Billroth, la quantité de sang épanché n'aurait que peu d'importance, puisqu'on voit de vastes épanchements se résorber comme par enchantement, tandis que de petits épanchements peuvent devenir le point de départ de kystes hématiques ou de phlegmons. Il faut cependant reconnaître que plus la masse de sang épanché est considérable, plus longue doit être sa résorption, plus épaisse également sera la couche de tissu conjonctif refoulée mécaniquement à la périphérie par l'épanchement sanguin.

Ce qui favorise le plus l'enkystement, surtout dans les épanchements sous-cutanés, c'est l'inflammation préalable des tissus de la région siége du traumatisme, l'inflammation et l'oblitération des vaisseaux contusionnés ; l'abondance et la laxité du tissu cellulaire favorisent la formation d'une vaste collection sanguine, mais elles favorisent aussi sa résorption ; tandis que l'existence d'un tissu dense, graisseux, préalablement induré par l'inflammation s'oppose à l'infiltration du sang et à la résorption du sang collecté.

D'après M. le professeur Verneuil, quand le foyer sanguin est bien limité entre la peau et l'aponévrose, il a peu de tendance à se résorber, à cause de la résistance et de la faible vascularisation de ces tissus.

L'irritation incessante entretenue par les mouvements dans certaines régions est aussi un obstacle à la résorption du sang.

Curtis a assez bien résumé les conditions qui président à l'évolution de l'hématome :

« Pour que le sang se résorbe, il faut : 1° qu'il y ait expression de la sérosité du sang coagulé ; 2° réaction inflammatoire modérée ; 3° décomposition centrale du caillot ».

Si ces trois phénomènes, au lieu de conserver leur relation normale se disjoignent, le sang ne se résorbe plus et s'enkyste. Quand la résorption d'un épanchement sanguin n'a pas lieu, c'est que l'hémorrhagie s'est faite dans une bourse séreuse accidentelle ou normale, dans un décollement traumatique de la peau, ou qu'il y a eu formation rapide d'une hémorrhagie abondante dans un tissu sain.

Il nous reste maintenant à rechercher quelles sont les causes de la suppuration de l'épanchement sanguin.

Tout d'abord nous laissons de côté les cas où cet épanchement s'accompagne de plaie extérieure avec laquelle il communique, car dans ces cas, les causes de la suppuration des parois du foyer sanguin sont les mêmes que celles de la suppuration des plaies en général. Nous voulons seulement parler de la suppuration des hématomes dus à une simple contusion. La suppuration peut se montrer quelques jours après le traumatisme, ou bien plus ou moins longtemps après celui-ci. Dans le 1er cas, tous les auteurs sont d'accord pour attribuer à la violence de la contusion, à l'inflammation traumatique des parties qui entourent et recouvrent la poche sanguine, la formation de l'abcès hématique ou du phlegmon que l'on voit quelquefois succéder rapidement à l'épanchement sanguin.

Quand la poche sanguine ne suppure que plus tard, quand l'inflammation due au traumatisme a disparu, c'est surtout à un exercice intempestif, à la marche, à de nouvelles contusions sur la poche sanguine, à des chocs ou des froissements plus ou moins violents que l'on doit attribuer la suppuration des parois de la poche. L'irritation néoformative dans ces cas a été portée à un degré incompatible avec la conservation de la vitalité des éléments embryonnaires de nouvelle formation, aussi voit-on apparaître la suppuration.

Mais en dehors de ces conditions locales auxquelles nous pouvons encore ajouter les ponctions et les incisions faites souvent d'une manière intempestive, M. le professeur Verneuil invoque un certain nombre de causes générales qui semblent avoir une assez grande influence sur le mode d'évolution que doit avoir l'hématome.

Déjà en 1805, Lassus dans ses cliniques signale le fait d'un homme, qui, à la suite d'une contusion, conserva au bras une tumeur du volume d'un œuf de pigeon ; deux ans après, sous l'influence d'une affection pyrétique grave, elle devint grosse comme une tête d'adulte, puis un peu plus tard se gangréna et devint la cause de la mort du malade.

Dans un cas de Pelletan, la suppuration d'un foyer

sanguin causé par une fracture sans plaie, survint sous l'influence probable d'un abcès phlegmoneux qui existait à l'autre membre.

On peut donc voir déjà qu'un foyer de suppuration existant dans un point de l'économie, peut devenir le point de départ de la suppuration d'un hématome ; il en est de même des fièvres graves et en particulier de la variole. Nous trouvons dans les Bulletins de la Société Anatomique (N° 47, p. 240), une observation d'hématocèle traumatique, augmentée considérablement dans le cours d'une variole ; un peu plus tard l'inflammation et la suppuration de cette hématocèle sont survenues sans aucune cause appréciable.

Sans doute, il est rare de rencontrer des exemples démontrant d'une manière indiscutable l'influence des états généraux sur la suppuration ou la gangrène des parois des foyers sanguins ; cependant on peut encore citer un phlegmon de la cuisse survenu à la suite d'un épanchement sanguin traumatique chez un diabétique. (Art. Contusion du Dict. Encyclopédique des Sciences Médicales).

Nous ne pouvons sans tomber dans des hypothèses, entrer plus avant dans l'étude de l'influence des états généraux de l'organisme sur l'évolution des hématomes mais nous sommes convaincu que de nouveaux faits viendront plus tard éclairer ce point encore un peu obscur de la pathologie.

Observation I

(Observation inédite, recueillie dans le service de M. le Professeur Le Fort)

Hématome sous-aponévrotique de la partie inférieure de la cuisse : rupture accidentelle de la poche. Vaste ecchymose. Guérison.

Le nommé M..., 54 ans, employé de commerce, entre le 7 mai 1886, salle St-Pierre, n° 37.

Le 30 mars 1886, c'est-à-dire 37 jours avant son entrée à l'hôpital, le malade a fait une chute dans un escalier, chute qui a porté surtout sur la face externe de la cuisse gauche à sa partie inférieure. Le malade a pu continuer ses occupations, mais en conservant un peu de douleur au niveau du point contus. 10 jours après, le malade s'aperçoit de l'apparition d'une petite ecchymose bientôt suivie d'une tuméfaction qui atteint en quelques jours le volume du poing. Cette tuméfaction qui existait un peu au-dessus du genou, à la partie externe de la cuisse gauche est indolente, ne gêne nullement le malade, sauf quand il fléchit le genou fortement ; elle s'accompagne d'un peu de gonflement de la cuisse.

Le 24 avril, c'est-à-dire une dizaine de jours après son apparition, le malade s'aperçoit en se levant que la tuméfaction a disparu, mais une coloration violette s'est étendue à la cuisse et à la jambe. Il continue cependant à marcher ; mais le 3 mai le gonflement du membre inférieur est devenu plus considérable ; des douleurs lancinantes surviennent, il est obligé de garder le lit.

Le 7 mai, à son entrée on constate : une vaste ecchymose violacée occupe les faces externe et postérieure de la cuisse gauche, dans ses 2/3 inférieurs et la jambe dans sa moitié supérieure.

A la périphérie, sorte de liseré verdâtre, en dehors duquel est une large bande d'un jaune sale. Sous la malléole externe, petite ecchymose violacée, séparée de l'ecchymose principale par une grande étendue de peau saine. La cuisse et la jambe sont notablement tuméfiées. La pression sur les parties tuméfiées est un peu douloureuse. Au repos, pas de douleurs spontanées ; la marche est complètement impossible et dès que le malade veut poser le pied par terre il éprouve de vives douleurs dans tout le membre, douleurs comparables à des crampes.

A la palpation, on constate une élévation notable de la température du membre inférieur ; la peau est rouge sombre dans les points ménagés par l'ecchymose ; on ne peut la plisser en la pinçant entre les doigts ; il y a menace de phlegmon, surtout à la jambe. On ne retrouve aucune trace de la tumeur primitive qui a disparu au moment de l'apparition de l'ecchymose. Nulle part on ne peut obtenir la sensation d'écrasement de caillots sanguins.

Le malade n'a pas eu de frissons, mais l'appétit est diminué, la langue blanchâtre. Urines normales comme quantité et comme couleur.

On applique des compresses imbibées d'alcool camphré et disposées en appareil de Scultet qu'on renouvelle tous les jours.

Le 10 mai, le gonflement et toute menace de phlegmon ont disparu. Mais l'ecchymose et la douleur persistent avec les mêmes caractères.

Le 12. L'ecchymose est descendue dans la partie inférieure de la jambe, mais n'a pas encore rejoint l'ecchymose sous-malléolaire. On remplace le pansement humide par de la compression ouatée méthodique du membre inférieur.

Le 16. La teinte violacée a presque entièrement disparu de la cuisse, elle est remplacée par une teinte jaune. Sur la face externe du genou et sur la partie supérieure de la jambe, l'ecchymose persiste sous forme de marbrures violacées, limitées par une teinte verdâtre ; à la périphérie, large zone jaunâtre,

Le 22. La teinte violacée du genou est presque entièrement effacée, elle est remplacée par une teinte jaune sombre. A la face postérieure de la jambe, il reste une large bande verticale, violacée, large de 4 centimètres environ, correspondant à la partie la plus déclive du membre au repos. Cette bande présente une certaine dureté sous la peau ; elle est un peu douloureuse à la pression. Le malade ne peut encore poser le pied par terre sans douleur ni fourmillement.

Le 26. Desquamation par larges lamelles épidermiques de la face postérieure de la cuisse. On sent un noyau dur, allongé verticalement sur une étendue de 5 centimètres à la partie inférieure et externe de la cuisse, un peu en avant du tendon du biceps. Il reste une teinte jaunâtre à la partie inférieure de la jambe ; la bande ecchymotique de la face postérieure de la jambe a diminué, mais n'a pas encore disparu. La face externe de la cuisse a une teinte brunâtre, un peu luisante ; elle se desquame sur une grande étendue.

Le 30. La desquamation de la cuisse continue ; la teinte bronzée est plus accentuée. Le malade ne peut encore se lever sans douleur.

Le 5 juin. Toute ecchymose a entièrement disparu ; la teinte bronzée de la cuisse et la desquamation persistent. Le malade souffre un peu du genou gauche qui est légèrement tuméfié et renferme une notable quantité de liquide. On fait de la compression sur le genou.

Le 15. Le malade se lève, mais il y a encore un peu de liquide dans le genou. La teinte bronzée de la cuisse tend à disparaître. La desquamation est arrêtée.

Le 30. Le malade sort complètement guéri.

Observation II

(Observation inédite due à l'obligeance de M. Lejars, interne des hôpitaux.)

Hématome du cordon spermatique.

Le nommé M.... 33 ans, chauffeur, entre le 17 mars 1886, salle St-Pierre, n° 25, dans le service de M. le Professeur Le Fort.

La veille, ce malade a été heurté au niveau de la région inguino-scrotale par un moyeu de voiture. Il n'est pas tombé. Aucun trouble de la miction ou de la défécation n'est survenu.

A son entrée on constate une ecchymose violacée, très-foncée du scrotum. La peau semble épaissie au palper, mais le volume des bourses est normal, pas de douleur à la pression du testicule. A la région inguinale gauche, légère ecchymose et tuméfaction ovoïde étendue à la moitié interne du pli de l'aine. A ce niveau, on sent une tumeur de même forme, dure, s'arrêtant en bas le long du cordon à la partie supérieure des bourses. En haut, la tumeur s'arrête à l'entrée du trajet inguinal ; pas d'impulsion à la toux, pas de crépitation amidonnée à la pression. La pression est douloureuse. Au niveau de la tumeur, on ne sent pas les éléments du cordon, tandis qu'on peut les sentir au-dessous de l'extrémité inférieure de la tumeur. On ne peut pénétrer avec le doigt dans l'orifice externe du trajet inguinal.

Le 20 mars, la tumeur inguinale est plus volumineuse qu'à l'entrée du malade ; elle est devenue fluctuante. L'ecchymose s'étend à toute la moitié antéro-interne de la cuisse gauche.

Le 30 mars. L'ecchymose est en voie de disparition ; depuis quelques jours, elle a gagné la verge. La tumeur inguinale a un peu diminué ; elle est très-dure et forme une bosselure nettement limitée, du volume d'une noix ; on peut en sentir l'extrémité supérieure en plongeant le doigt dans l'anneau inguinal externe. Pas de douleur. Le malade se lève.

Le 12 avril. Le malade sort ; il ne reste plus dans le trajet inguinal, près de son orifice externe, qu'un petit noyau induré du volume d'une noisette. L'ecchymose a disparu.

Le malade n'a pas été revu depuis sa sortie.

OBSERVATION III

(Observation inédite, recueillie dans le service de M. le professeur Le Fort.)

Hématome de la région claviculaire.

Le nommé T..., 43 ans, mégissier, entre le 19 mai 1886, salle St-Pierre, n° 42, hôpital Necker.

Le malade n'a plus ses parents, morts de cause inconnue.

Il a eu deux fluxions de poitrine, l'une en 1874, l'autre en 1878. En 1880, bronchite qui dure 4 mois ; en 1883, fracture de la 7ᵉ côte gauche à la suite d'une chute. Depuis un an il crache du sang de temps en temps, mais jamais en quantité notable. Depuis longtemps il a la voix enrouée, il tousse ; il a beaucoup maigri surtout depuis 6 semaines, il a des sueurs nocturnes.

Le début de l'affection qui l'amène à l'hôpital remonte à 7 mois. A cette époque, en portant une forte charge sur l'épaule gauche, il a ressenti à cet endroit un petit craquement, mais il n'en est résulté les jours suivants aucune gêne dans les mouvements du bras. Le lendemain il s'est aperçu, au-devant de la clavicule d'une petite tuméfaction indolente, du volume d'une noisette, sans ecchymose. Cette tuméfaction a progressivement augmenté de volume et depuis 2 mois elle a atteint le volume qu'elle présente actuellement.

Le 19 mai, à son entrée à l'hôpital, on constate : au-devant de la clavicule gauche, à sa partie moyenne, existe une tuméfaction du volume d'un gros œuf de poule, débordant un peu la clavicule en haut, mais surtout en bas. Cette tumeur a son grand diamètre dirigé transversalement. La peau est un peu violacée ; elle est mobile sur la tumeur. Cette tumeur est mollasse et nettement fluctuante ; on n'y sent pas de lobules distincts. En appuyant avec un doigt sur la tumeur, surtout à sa périphérie, on peut refouler le contenu et sentir la clavicule qui, sur le bord de la tumeur, à sa partie interne, semble présenter une saillie ; le malade n'a jamais eu de fracture de la clavicule. La tumeur n'est pas mobile sur les parties profondes ; elle est peu tendue ; il n'y a ni chaleur locale ni douleurs spontanées. En pressant au niveau de la clavicule sur la saillie que nous avons signalée on détermine une légère douleur.

L'auscultation des poumons n'y démontre pas l'existence des signes de tuberculose. L'appétit est conservé. Urines normales. On discute le diagnostic entre un lipôme, un abcès froid ou un hématome.

Le 20, M. le professeur Le Fort pratique sur le milieu de la tumeur une incision de 2 centimètres de long. Il s'écoule environ 100 grammes d'un liquide sirupeux, de couleur chocolat, renfermant des grumeaux blanc-jaunâtres. Quand la tumeur est évacuée, on sent que la paroi de la poche est épaisse d'un demi-centimètre environ ; la saillie qui existe sur la clavicule est formée par cette paroi un peu plus épaisse en cet endroit. La pression sur la paroi produit une fine crépitation analogue à celle qu'on produit en écrasant des caillots sanguins.

La poche est lavée à l'alcool camphré ; on y place un drain et un pansement légèrement compressif.

Le liquide examiné par M. Le Roy, interne du service, se présente avec les caractères suivants : par le repos, il se sépare en deux couches de hauteur à peu près égales. La couche profonde est très-épaisse, visqueuse, blanchâtre. La couche superficielle est beaucoup plus fluide, d'un rouge sombre. Ce liquide a été examiné aussitôt après l'ouverture de la poche. On y trouve de nombreux globules rouges qui ont pour la plupart conservé leur forme arrondie et leur coloration. Quelques-uns sont crénelés sur les bords ; d'autres sont sphériques et presque décolorés. Il y a également une forte proportion de leucocytes : 1 pour 6 ou 7 globules rouges environ. On trouve encore de nombreuses granulations amorphes, mais pas de cristaux hématiques. La matière colorante semble être dissoute dans le liquide qui présente lui-même indépendamment des globules rouges qu'il contient, une coloration rosée. Des lamelles ont également été préparées et colorées, les unes à la fuchsine, les autres au violet de méthyle ; on n'a pu y trouver aucune espèce de microorganismes. Il n'y avait non plus aucun bacille tuberculeux.

Le 21. On renouvelle le pansement. Il s'est écoulé un peu de liquide coloré.

Le 23. La suppuration est établie dans la poche, mais sans grande réaction inflammatoire.

Le 26. Suppuration abondante, jaune brunâtre.

Le 28. Suppuration continue; elle a encore une teinte chocolat. La paroi de la poche semble détruite par la suppuration, car on peut sentir sur la clavicule, la disparition de la saillie que l'on avait constatée.

Le 26 juin. La guérison est presque complète ; il reste encore un petit orifice fistuleux par lequel s'écoule un peu de pus clair, peu coloré.

OBSERVATION IV

(Observation inédite recueillie dans le service de M. le Professeur Le Fort.)

Hématome probable de la fesse terminé par abcès.

Le nommé P..., 28 ans, garçon boucher, entre le 12 mai 1886, salle St-Pierre, n° 21.

Il y a 10 mois, le malade est tombé de la hauteur d'une

voiture sur la fesse et la partie postérieure de la cuisse droite.
A la suite de cet accident il fut obligé de garder le repos
pendant 4 jours. Gonflement au niveau du point contus, mais
pas d'ecchymose. Il ne souffrait plus et n'avait pas remarqué
la persistance d'une tumeur à la fesse, quand, il y a deux mois et
demi, sans cause connue, il recommença à éprouver quelques
douleurs dans la profondeur de la fesse droite. Gêne de la
marche. Gonflement progressif de la fesse.

A son entrée, on constate : à la partie supéro-externe de la
cuisse droite, existe une tumeur largement étalée, contournant
la partie inférieure du grand trochanter ; une sorte de bride,
au-dessous du grand trochanter, la sépare en deux portions
d'inégal volume, une portion postérieure et une antéro-externe.
Par la pression exercée sur la saillie postérieure, on fait
proéminer très-nettement la bosselure antérieure. Ces saillies
sont nettement fluctuantes, et la fluctuation se transmet lentement de l'une à l'autre sous le grand trochanter. En faisant
contracter le grand fessier, on sent que la partie supérieure de
la tumeur postérieure s'engage sous ce muscle. La peau est
partout mobile sur la tumeur, elle n'est pas chaude. Pas
d'œdème autour de la tumeur, pas de rougeur. Une forte pression sur la tumeur, surtout au niveau de la bride, éveille un
peu de douleur. Pas de signes d'ostéite du fémur ni des os du
bassin. Pas de coxalgie. Bonne santé générale. Pas de fièvre.
Rien d'anormal à l'auscultation des poumons.

On hésite dans le diagnostic entre un abcès froid, fort
improbable et un hématome traumatique, beaucoup plus probable. A cause du siége sous-aponévrotique et du mode de
production, il n'est guère permis d'admettre un épanchement
traumatique de sérosité.

Le 13 mai. M. Le Fort pratique une première incision à la
partie antérieure du grand trochanter ; il sort un peu de pus.
Une seconde incision est faite en arrière et donne environ un
litre de pus assez liquide, jaunâtre, sans grumeaux colorés.
Le pus est mélangé intimement d'une assez grande proportion

de sérosité. On draine la cavité et on applique un pansement à l'alcool camphré après le lavage de la poche.

Tous les jours on renouvelle le pansement. La suppuration est abondante.

Le malade avait eu, il y a 18 mois, un chancre mou avec bubon droit suppuré. Il reste encore un petit orifice fistuleux par lequel sort un peu de pus jaunâtre.

Le 7 juin, on fait une contre-ouverture à la partie la plus déclive de la poche.

Le 17. Suppuration peu abondante. Le malade a beaucoup maigri.

Le 26. La poche semble réduite au trajet du drain.

Suppuration peu abondante. On substitue au drain un gros fil de soie.

Le 4 juillet. La suppuration diminue. Le malade est en voie de guérison.

OBSERVATION V

(Observation inédite recueillie dans le service de M. le Professeur Le Fort.)

Abcès fistuleux de la cuisse ayant eu probablement pour origine un hématome traumatique.

Le nommé C..., 22 ans, imprimeur, entre le 11 mai 1886, salle St-Pierre, n° 6.

Le malade a reçu, il y a un an, un coup de pied de cheval à la partie supérieure de la cuisse gauche. Il se produisit une simple ecchymose qui disparut au bout d'une quinzaine de jours ; le malade pouvait continuer son travail. Quelques jours après avoir reçu ce coup de pied, le malade s'aperçut de l'existence, à la partie postérieure de la cuisse, un peu au-dessous du pli fessier, d'une petite tumeur qui augmenta en quelques semaines au point d'atteindre le volume d'un œuf de poule. Cette tumeur était indolente par elle-même, mais en s'asseyant, le malade évitait de la comprimer, car la pression sur cette tumeur éveillait un peu de douleur. Au bout de six mois, cette tumeur qui avait encore augmenté de volume, s'ouvrit spontanément sans que son ouverture ait été précédée de phénomènes inflammatoires bien manifestes. Il en sortit du liquide jaunâtre, mêlé de grumeaux solides colorés en brun, au dire du malade. Depuis cette époque, l'orifice d'ouverture de cette tumeur est demeuré fistuleux, donnant un écoulement quotidien d'une assez grande quantité de pus.

A son entrée à l'hôpital, on constate à 6 cent. au-dessous du pli fessier un orifice fistuleux, entouré de bourgeons charnus, et par la pression de haut en bas, on fait sourdre un peu de pus jaunâtre, peu épais. Une bougie introduite par la fistule pénètre en haut à une profondeur de 18 cent.

Le 11 mai. M. le Professeur Le Fort débride l'orifice fistuleux par une incision de 3 cent. et introduit un drain dans le trajet. Le stylet ne rencontre aucune partie osseuse dénudée. La pression sur l'ischion et le fémur ne détermine aucune douleur. L'état général du malade est bon. Aucun signe de tuberculose pulmonaire. Pas d'antécédents strumeux. Le trajet continue à suppurer ; on renouvelle tous les jours le pansement à l'alcool camphré.

Le 25 juin. Le stylet introduit remonte encore vers la fesse à 10 cent. de hauteur ; il remonte un peu au-dessus de l'ischion, sans rencontrer aucune dénudation osseuse. On ne trouve aucun clapier. L'orifice qui s'était rétréci, est encore débridé pour permettre l'introduction d'une mèche. Le trajet est donc en bonne voie de cicatrisation.

Observation VI

(Bulletin de l'Acad. de Médecine de Belgique. — Déc. 1874).

*Hématocèle traumatique enkystée et ancienne du cordon sper-
matique par M. Borlée.*

Treize ans avant son entrée à l'hôpital, le malade, à la suite
d'un violent effort, avait vu se développer une tumeur de
chaque côté du scrotum; celle de droite fort volumineuse fut
ponctionnée, il s'écoula un gobelet de sang noir. Les deux cordons restèrent gonflés, et une tumeur du volume d'un petit œuf
de poule persista du côté droit.

En novembre 74, à la suite d'un effort considérable, cette
tumeur devint extrêmement volumineuse et, comme elle ne
diminuait pas, la castration fut pratiquée. On constate sur la
pièce que le testicule et l'épididyme sont sains; le canal défé-
rent est perméable. Les éléments des cordons sont dissociés et
écartés par la tumeur qui s'est développée au milieu d'eux. Elle
se compose d'une enveloppe dont les parois ont 4 centimètres
d'épaisseur, et d'une cavité renfermant un demi-verre de
liquide citrin et sillonnée par des tractus fibrineux de date
récente ; une couche brunâtre de matière colorante tapisse la
paroi interne du kyste. Cette tumeur ainsi développée dans le
tissu cellulaire du cordon se compose de lamelles superposées,
constituées par des faisceaux de tissu fibro-élastique, renfermant quelques fibres musculaires lisses.

L'auteur pense qu'un premier épanchement sanguin a déterminé l'irritation du tissu cellulaire qui s'est hyperplasié, et a
fini par former d'épaisses parois; en dernier lieu, une seconde
hémorrhagie s'est faite dans l'intérieur de la tumeur primitive.
Le malade est mort d'infection purulente. Dans le cordon gau-

ché, on a trouvé un petit kyste contenant encore quelques traces d'épanchement sanguin récent.

OBSERVATION VII

(Observation communiquée par M. Follet à la Société de Chirurgie, 25 fév. 1885.)

Hématome traumatique de la fesse, enkysté en bouton de chemise. — Rupture probable du grand fessier.

Un homme de 33 ans entre à l'hôpital Saint-Sauveur (de Lille), avec une tumeur de la fesse gauche, du volume d'une tête d'adulte, mollasse, pendante, indolente, recouverte d'une peau de coloration normale, mais présentant en un point une ulcération par laquelle suinte un liquide incolore. Il raconte qu'en 1875 en faisant un violent effort pour se redresser avec un poids considérable sur les épaules, il a ressenti dans cette région une douleur passagère, mais qu'il a pu reprendre son travail et n'a recommencé à souffrir qu'au bout de quelques semaines. Plus tard encore est apparue une tumeur du volume d'un œuf de poule, indolente, qui a graduellement grossi. Cette tumeur était dure, pleine, quand huit jours avant, elle a commencé à se vider à travers une petite ulcération ; l'évacuation a d'abord été progressive, puis il est sorti brusquement une quantité de liquide que le malade évalue de 7 à 10 litres.

Le doigt peut pénétrer par l'ulcération dans une vaste poche uniloculaire à surface tomenteuse; le liquide qui s'écoule est albumineux et contient des globules rouges altérés et des cristaux de cholestérine. M. Follet diagnostique un hématome enkysté, consécutif à une rupture du muscle grand fessier, sans rapport avec la bourse séreuse trochantérienne. Il se décide à enlever un lambeau de peau de façon à ouvrir largement le kyste et à le décortiquer plus ou moins complètement.

Le 25 avril cette décortication est faite, très-laborieusement à la partie profonde, à cause de la vascularisation considérable des tissus voisins. Dans la profondeur, M. Follet rencontre et sectionne une grosse bride fibreuse analogue à un pédicule, et qu'il devait reconnaître plus tard pour un prolongement tubulaire reliant le kyste enlevé à la poche profonde encore ignorée. En effet, la plaie qui avait été suturée se désunit et l'on reconnaît au fond l'orifice qui conduisait à une seconde poche, vide au moment de l'opération; cette poche s'étendait de la crête iliaque au pli fessier et du grand trochanter à l'aponévrose du fascia-lata. M. Follet jugea dangereuse la décortication de cette poche et y fit des injections iodées avec drainage. Au bout de six semaines il fut obligé de faire plusieurs incisions profondes qui le conduisirent à des diverticules nombreux : après plusieurs nouvelles contre-ouvertures, la cicatrisation finit par être obtenue sous un pansement phéniqué ouaté. La guérison s'était maintenue au bout de 9 mois.

Au sujet de l'observation précédente, M. le professeur Verneuil cite le cas d'une dame qu'il a soignée, il y a 2 ans, pour un énorme kyste hématique allant de l'épine iliaque antérieure et supérieure à la partie moyenne de la cuisse. Ce kyste datait de 12 ans, et était survenu à la suite d'une chute de voiture; un nouveau traumatisme avait amené une hémorrhagie dans la poche qui siégeait dans la bourse séreuse du grand trochanter et envoyait des prolongements de tous côtés. L'extirpation très-laborieuse, dut être abandonnée pour le curage, suivi de cautérisation. Guérison en 2 à 3 mois. En somme, M. Verneuil conclut que l'extirpation de ces kystes est inutile et très-difficile.

Observation VIII

(Gazette des Hôpitaux, 1878, p. 425).

Epanchement traumatique ancien. — M. Trélat.

Femme âgée de 40 ans. Il y a 3 ans 1/2, a reçu de son mari un coup de pied à la partie supérieure et postérieure de la cuisse gauche. Le lendemain douleur vive à cette région ; elle ne pouvait marcher qu'en boitant. La douleur persiste au même endroit ; deux mois après, la malade sent une petite tumeur arrondie, développée au niveau du point où elle a reçu le coup de pied. Depuis 2 ans la douleur a augmenté et s'est manifestée plus fréquemment.

On constate le 10 avril 1878 un peu d'empâtement au niveau du trochanter ; plus bas, on n'arrive que plus difficilement et sur l'indication de la malade à percevoir la tumeur dans la profondeur des tissus. La douleur se propage le long de la portion externe de la cuisse et dans la région fessière. La marche est très-pénible.

On pouvait éliminer l'arthrite de la hanche, l'ostéite du trochanter. La petite tumeur était douloureuse à la pression ; on pouvait lui imprimer des mouvements dans une assez large étendue : elle était du volume d'une noisette ; aucun changement de coloration de la peau à ce niveau. Pas de gonflement. M. Trélat fait une incision profonde de la peau et de la couche graisseuse, puis ouvre la tumeur. Il ne sort aucun liquide, ni sang, ni pus. Mais avec le doigt, il ramène du fond de la plaie une sorte de pâtée granuleuse qui n'est autre que de la fibrine du sang d'un ancien épanchement qui était contenu dans une poche lisse, ferme, bien limitée. L'examen histologique pratiqué dans le laboratoire de M. Ranvier par M. Chambard a montré que le contenu de la poche était analogue à celui des kystes dermoïdes : on y rencontrait : 1° des cellules ayant l'apparence de cellules épithéliales, d'un diamètre de 12 à 14 µ, munies d'un noyau et d'un protoplasma infiltré de granulations graisseuses ; 2° des éléments ayant à peu près la même forme et les mêmes dimensions, mais sans noyau visible et colorés en rose par le carmin ; 3° des blocs plus ou moins volumineux formés par l'agglomération des éléments et jouissant des mêmes propriétés optiques ; 4° un grand nombre de granulations graisseuses libres.

La plaie anfractueuse et profonde a abondamment suppuré, s'est compliquée d'érysipèle et a provoqué à diverses reprises et en différents points des régions trochantériennes et fessières, des collections purulentes qui ont nécessité l'introduction de tubes à drainage. La malade sortit complètement guérie au bout de 4 mois.

(Nous avons trouvé la dernière partie de l'observation dans les Bulletins de la Société Clinique de Paris, 1878, p. 227)

Observation IX

Observation de M. Gripat (d'Angers). Société de Chirurgie, 25 juil. 1883

Epanchement considérable dans la cavité de Retzius. — Rupture musculo-artérielle de la paroi abdominale. — Guérison.

Un homme, d'un embonpoint extraordinaire, étant à cheval, sentit, en se renversant brusquement en arrière pour prévenir une chute, une douleur extrêmement vive dans le ventre et dans le dos. On dut le mettre sur un brancard et l'apporter à l'hôpital d'Angers. A son arrivée, on constata une tuméfaction considérable de la partie inférieure du ventre, du scrotum, du périnée et de la fosse ischio-rectale, les cuisses étaient écartées du tronc et tout à fait inertes. Le cathétérisme fut pratiqué sans difficulté ; les urines ne renfermaient pas de sang. Ce malade ne présenta ni fièvre, ni péritonite, mais il eut des symptômes d'hémorrhagie interne. Le diagnostic porté fut celui de rupture de l'épigastrique gauche ou d'une de ses branches avec rupture musculaire incomplète sans écartement. Ce malade présenta pendant 15 jours de l'inertie de la vessie et du rectum, sans doute par emprisonnement de ces organes dans un énorme caillot sanguin. Longtemps il conserva une plaque dure à la partie inférieure de l'abdomen et une ecchymose très-intense en forme de caleçon de bain. Les mouvements spontanés des cuisses et des jambes revinrent très-lentement; trois mois après l'accident, le malade marchait à peine et se tenait courbé en avant; au bout de 5 mois la guérison était complète.

OBSERVATION X

(Bulletin de la Société Clinique de Paris, 1877, p. 135. Observation résumée.)

Kyste hématique traumatique du petit épiploon, par M. Piéchaud.

Le nommé X....., âgé de 42 ans, se présente à l'Hôtel-Dieu, le 10 février 1877 ; il entre dans le service du professeur Richet pour une tumeur volumineuse dans l'hypochondre gauche. Le 18 juillet 1876, il a été renversé sur la voie publique par un omnibus; le thorax a été violemment froissé par les roues. Il reste 31 jours à St-Louis pour fracture de 4 côtes, 1 à droite, 3 à gauche. Après sa sortie, il éprouve encore une douleur vive dans le côté gauche. Le 10 janvier 1877, c'est-à-dire 5 mois et demi après l'accident, il s'aperçoit de l'existence d'une tuméfaction étendue et résistante dans le côté gauche.

On trouve l'hypochondre gauche rempli par une tumeur qui

soulève la paroi abdominale et semble située immédiatement au-dessous du diaphragme d'où elle se serait avancée vers les fausses côtes qu'elle déjette en dehors.

Cette tumeur n'est pas douloureuse à la pression, elle est partout lisse à sa surface, arrondie, résistante, élastique, fluctuante. On peut la refouler à droite et lui faire dépasser la ligne blanche. Elle est mate à la percussion. Aucun trouble digestif ou respiratoire. La rate, les reins, le foie sont normaux; les urines ne présentent rien de particulier.

Le 24 février, M. Le Dentu pratique une ponction avec l'aspirateur Potain. On obtient 2 litres d'un liquide légèrement hématique, sans caillots, renfermant beaucoup d'albumine, mais pas de crochets et aucun élément biliaire ou hépatique. La tumeur avait complètement disparu, mais elle revient peu à peu et dans les premiers jours de mars elle a ses dimensions premières.

Vers la fin de mars, M. le professeur Richet applique successivement une fois de la pâte de Vienne et deux fois de la pâte au chlorure de zinc; le kyste est devenu moins mobile. On pratique alors une ponction avec un gros trocart; le liquide qui s'écoule est très-foncé, couleur chocolat; 3 jours après, le malade meurt probablement par suite d'un léger épanchement de liquide dans le péritoine.

À l'autopsie, on constate que le kyste tient en haut au bord antérieur et à la face inférieure du foie par quelques brides fibreuses. Il tient à tout le bord supérieur de l'estomac et on peut suivre le péritoine de la paroi kystique sur la face antérieure de l'estomac. La face postérieure de l'estomac est immédiatement appliquée sur le kyste, et là encore, on distingue parfaitement le péritoine, qui, du kyste, se porte sur la paroi stomacale. Il faut en conclure que la tumeur s'est développée entre les deux feuillets du petit épiploon. L'examen histologique des parois kystiques fait par MM. Debove et Marcano confirme cette opinion. Les parois du kyste sont épaissies, sans infiltrations calcaires. La surface interne est bleuâtre avec des taches ecchymotiques en différents points ; la cavité ne contient plus de liquide. Cette cavité qui n'admettrait pas les deux poings indique assez par son petit volume l'élasticité de la poche, surtout lorsqu'on songe à la quantité assez considérable du liquide qu'elle contenait.

De plus, sous le péritoine pariétal dans le petit bassin et sous le péritoine pariétal de la paroi abdominale du côté gauche, on voit de petites taches pigmentées analogues comme aspect à celles que présentent parfois les poumons à leur surface. Soumises à l'examen microscopique, on y découvre les traces d'un épanchement sanguin ancien.

Ainsi, à la suite d'un traumatisme violent sur l'abdomen, il s'est produit en divers points des épanchements de sang ; un de ces épanchements entre les lames du petit épiploon a été le point de départ du kyste.

OBSERVATION XI

(Bulletins de la Société Anatomique, 1856, p. 140. Obs. présentée par M. Broca.)

Épanchement sanguin de la cuisse persistant depuis 9 mois.

Un cavalier fut violemment renversé de son cheval à la bataille de la Tchernaïa en juillet 1855. Le soir même, il existait à la face externe de la cuisse droite, un gonflement notable qui augmenta pendant quatre ou cinq jours. Le blessé éprouvait de la douleur ; sous l'influence du repos et d'application convenables, toute souffrance cessa bientôt et au bout de dix jours, la marche était possible. Depuis cette époque, la tumeur a gardé le même volume ; mais le malade a pu se livrer sans aucune gêne à ses rudes occupations.

Le 1er mai, M. Broca examine la tumeur. Elle s'étend sur la face antéro-externe de la cuisse, sur une hauteur de 30 centimètres environ ; elle est molle. Le toucher y fait découvrir deux phénomènes remarquables. Quand on lui fait subir des mouvements de succussion, on éprouve cette sensation vibratoire des poches hydatiques, sensation liée comme on le sait, à l'existence d'une poche ne contenant qu'une faible proportion de liquide. Si, au contraire, on presse sur la tumeur, on perçoit un cri de l'étain des mieux caractérisés.

Tenant compte des ces signes et de la cause traumatique de cette tumeur, M. Broca diagnostiqua un de ces foyers sanguins dans lesquels la fibrine se dépose en couches plus ou moins épaisses sur les parois du kyste, et laisse à l'état liquide, les globules et le sérum qui peut-être même se reproduit à mesure qu'il se résorbe.

Une ponction faite avec le trocart explorateur évacua toute la tumeur et donna issue à 450 grammes de liquide environ ; liquide très-coloré en rouge, mais parfaitement fluide. On put constater alors que toute la tumeur était bordée par une sorte de bourrelet plus dur et plus saillant ; que le contact et le frottement des parois l'une sur l'autre, et sans interposition du liquide, produisait ce cri de l'étain que nous avons déjà noté ; que le frémissement hydatique ne reparaissait que lorsqu'on injectait dans le kyste une quantité d'eau égale à la moitié du liquide extrait.

L'examen microscopique du liquide a montré que presque tous les globules sanguins sont à l'état normal ; ils se présentent en piles, de profil ou obliques : on n'aperçoit du reste, dans le champ du microscope, ni globules blancs, ni cristaux d'hématosine, ni fragments de fibrine coagulée.

OBSERVATION XII

Par M. Bauchet (Bull. Soc. anat., 1856, p. 141).

Kyste hématique du dos de la main, d'origine traumatique.

Un voiturier avait fait une chute qui l'avait contraint à prendre quelques jours de repos. Au bout de deux mois seulement il vint me consulter. Il portait à la main une tumeur de 12 à 15 centimètres de hauteur, molle, peu remplie ; frémissant sous la main. J'exerçai à sa surface une compression assez énergique pendant un mois. Le traitement ne produisit aucun résultat. Je fis alors une ponction suivie d'une injection iodée. Le malade guérit. Le liquide au point de vue de la couleur et de la fluidité était très-comparable à celui présenté par M. Broca, dans la même séance.

OBSERVATION XIII

Obs. présentée par M. Gérin-Roze. Bull. de la Soc. Anat. 1858, p. 147. Résumé.

Hématocèle traumatique ancienne.

Le nommé J..., peintre, âgé de 60 ans, entre à l'Hôtel-Dieu, le 6 mars 1858. Il a deux hernies inguinales maintenues par un bandage. En 1818, en luttant avec son gendre, il fit de violents efforts, mais il ne croit avoir reçu aucun coup. Une heure plus tard, en voulant uriner il s'aperçut que ses bourses d'une couleur rouge brunâtre avaient acquis un énorme volume. Cette vaste ecchymose passa par les différentes teintes d'un épanchement sanguin ; mais au bout de quinze jours, les parties étaient encore assez douloureuses pour rendre la marche insupportable. Le scrotum resta toujours volumineux depuis cette époque. Il y a dix jours, après avoir fait une petite promenade et sans cause appréciable, les parties s'enflamment et deviennent le siège d'une vive douleur. A son entrée, on peut constater deux tumeurs d'inégal volume, à douleurs vives s'exaspérant à la pression, recouvertes par une peau tendue, luisante, d'un rouge violacé. Le volume de la tumeur gauche égale celui d'une grosse tête d'adulte. On ponctionne les deux tumeurs avec un trocart. La gauche donne 1 litre 1/2 d'un liquide légèrement visqueux, opaque, couleur chocolat, à odeur forte. La droite donne un litre du même liquide un peu moins trouble et moins coloré. L'analyse chimique permet de constater la présence d'un mélange de pus, de sang et d'albumine.

Les jours suivants, diarrhée, écoulement par les orifices de ponction, de pus mélangé de gaz.

Au bout d'un mois, faiblesse extrême, diarrhée, inappétence, insomnie, fétidité extrême de la plaie du côté gauche, M. Verneuil incise largement la tumeur gauche, ce qui met à découvert une surface grisâtre, dure, semi-cartilagineuse, puis il en excise deux ou trois tranches et arrive au centre du foyer rempli de pus, de sanie et d'une sorte de bouillie brunâtre. La vaginale a une épaisseur variant de 5 à 15 millimètres ; sa face interne est recouverte d'épaisses couches brunes, stratifiées, sortes de concrétions fibrineuses résultant de l'épanchement qui s'est fait dans la tunique vaginale. Le testicule est invisible. On fait ensuite tous les jours des cautérisations avec une solution concentrée de nitrate d'argent. Deux mois après, la suppuration persistant, M. Verneuil enlève ce qui reste de la tunique vaginale ; un mois après, M. Robert enlève le testicule qui empêche la cautérisation. Enfin un mois plus tard, la plaie est à peu près guérie ; l'état général est tout à fait amélioré.

Observation XIV

(Bulletin de la Société Anatomique, 1862, p. 222.)

Hématocèle traumatique ancienne.

M. Damaschino présente une hématocèle provenant d'un malade qui a succombé dans le service de M. Denonvilliers, à la suite d'un vaste abcès froid de la cuisse. Il y a quarante ans, cet homme, alors âgé de 18 ans, fit une chute en voulant sauter un fossé et se contusionna fortement la région scrotale ; le testicule gauche prit rapidement le volume du poing qu'il conserva depuis lors.

La dissection de cette tumeur fit retrouver l'épididyme et la substance séminifère parfaitement sains. On déroule aisément les tubes de cette dernière, et l'examen microscopique démontre qu'ils sont à l'état normal.

Il n'en est plus de même de la tunique vaginale dont la cavité est remplie par une masse pultacée de couleur café au lait, et adhérant médiocrement aux parois. Celles-ci sont augmentées de volume, atteignent dans certains points 3 et 4 millimètres, et sont le siège, çà et là, de dépôts crétacés. On trouve en outre, à leur face interne, des couches concentriques au nombre de deux à quatre, médiocrement adhérentes les unes aux autres, et, dans certains points, séparées par une petite quantité de cette matière qui remplit la tunique vaginale.

L'examen microscopique du contenu de la tunique vaginale fait voir :

1° Quelques globules sanguins à peu près normaux ;

2° Un grand nombre d'autres ayant subi la régression graisseuse ;

3° Quelques paillettes de cholestérine ;

4° Enfin quelques cristaux hématiques.

Observation XV

(Par M. Canivet. Bull. Soc. Anat. 1875, p. 440.)

Hématome de la Vulve.

La nommée E..., âgée de 26 ans, entre à l'hospice St-Lazare, le 1ᵉʳ juin, dans le service de M. le Dʳ Boureau. Cette malade reçut il y a deux ans, sur les parties génitales, un violent coup de pied, qui porta surtout sur la grande lèvre gauche. Depuis cette époque, la grande lèvre est restée tuméfiée et a conservé un volume sensiblement le même, assez considérable pour gêner la malade qui demande à être opérée. Cette tumeur ovoïde occupe la grande lèvre dans presque toute sa hauteur, mais elle est plus saillante à la partie inférieure. Par son volume elle entr'ouvre la vulve et présente deux faces, l'une formée par sa portion cutanée, l'autre par la partie muqueuse de la lèvre, séparées entre elles par le bord interne de la grande lèvre qui, supérieurement, forme une saillie.

Presque entièrement indolente au toucher, elle offre aujourd'hui le volume d'un œuf de poule. Elle est fluctuante, mais donne la sensation de cloisonnements nombreux, de telle sorte qu'on ne peut songer à la ponction simple. L'ablation pouvant seule amener la guérison est pratiquée.

La tumeur, disséquée avec soin pendant l'anesthésie chloroformique, est énucléée en entier, très-facilement à la partie supérieure, mais difficilement à la partie inférieure où elle envoie un prolongement vers l'ischion.

Des coupes pratiquées dans tous les sens montrent qu'elle est formée par la réunion de nombreuses poches, contenant toutes le même liquide épais, couleur chocolat, qui n'est autre que du sang altéré. La quantité du liquide est évaluée à environ

50 grammes. La glande de Bartholin paraît intacte et le siége de l'épanchement enkysté est périglandulaire.

Ces sortes de kystes sanguins succédant à un épanchement traumatique sont assez rares, puisque Huguier déclare n'en avoir observé qu'un seul cas ; il dit que les épanchements de sang qui finissent par s'enkyster donnent naissance à des kystes séreux.

Observation XVI

(Observation du D' Ramonet. Arch. gén. de méd.; 1881. T. I, p. 362).

Kyste migrateur sous-péritonéal à contenu granulo-graisseux (probablement ancien hématome); origine traumatique.

Un soldat est pris depuis 5 à 6 jours de douleurs abdominales, pour lesquelles on l'examine le 1er juin 1876. On constate à la région hypogastrique une tumeur volumineuse, à cheval sur la ligne médiane, mais la débordant beaucoup plus à gauche. Cette tumeur part du pubis et remonte à un travers de doigt sous l'ombilic. Elle est globuleuse, mate, rénitente, irréductible, sans expansion ni soulèvement, médiocrement douloureuse à la pression. Elle donne la sensation d'une tumeur remplie de liquide, bien que la fluctuation y soit peu sensible ; elle offre, par sa position et par sa forme, les apparences de la vessie distendue par l'urine. Le malade n'a pas uriné depuis le matin. Par le cathétérisme on enlève seulement un verre et demi d'urine normale. Après le cathétérisme, on constate de la sonorité depuis le pubis jusqu'à deux travers de doigt au-dessus. On pratique une ponction exploratrice avec l'appareil Dieulafoy et on retire 380 grammes de liquide brun, couleur café au lait. Le malade sort quelques jours après de l'hôpital en apparence guéri. Le 13 juin, la tumeur s'est reproduite avec les mêmes caractères ; on peut la mobiliser dans tout le côté gauche de l'abdomen, mais on ne peut la faire passer à droite. Le

15 juin, nouvelle ponction aspiratrice. On retire 500 grammes d'un liquide offrant la couleur et la consistance du lait. Le liquide est albumineux, riche en sels alcalins ; il renferme quelques rares leucocytes et une infinité de granulations graisseuses transparentes. Il ne renferme ni échinocoques ni crochets. Le 22 juin, la tumeur s'est reproduite. Le 17 juillet, 3e ponction ; on retire 800 grammes du même liquide que dans la 2e ponction. On fait une injection d'alcool à 45°. Le 3 août 4e ponction ; on en retire 500 gr. de liquide lactescent renfermant de nombreux leucocytes. Le 6 août, injection de 50 gr. de teinture d'iode dans 200 grammes d'eau et deux grammes d'iodure de potassium. Réaction inflammatoire intense, fièvre, vomissements bilieux. Les symptômes de péritonite localisée disparaissent le 10 août. On fait trois autres ponctions amenant un liquide purulent les 12, 14 et 25 août. Le malade est sorti de l'hôpital par congé de réforme ; la tumeur avait le volume du poing.

L'auteur place le siége de la tumeur dans le tissu cellulaire sous-péritonéal de la paroi antérieure de l'abdomen ; il rejette le diagnostic d'abcès chaud, d'abcès froid, d'abcès par congestion, de kyste hydatique. La maladie s'est développée sous l'influence d'un traumatisme. Six ans auparavant, le malade a reçu un violent coup de pied à la région hypogastrique ; il a pu se produire un épanchement sanguin dans le tissu cellulaire sous-péritonéal, épanchement qui serait devenu le point de départ du kyste.

OBSERVATION XVII

Observation de M. le professeur Richet. (Art, anévrysme du nouveau Dict. de Médecine et de Chirurgie pratiques, T. II, p. 288).

Epanchement sanguin traumatique dans la bourse séreuse rétro-trochantérienne.

A la suite d'une chute sur le grand trochanter apparaît chez un malade une tumeur fluctuante qui n'avait pas diminué de volume au bout de trois semaines. On fait un ponction qui ne donne écoulement qu'à du sang. Un mois après la ponction, il s'écoulait toujours une sanie fétide mêlée de grumeaux fibrineux. C'était un épanchement sanguin de la bourse rétro-trochantérienne. On fait une incision large. Les parois de la poche sont tapissées par une couche dure, résistante, d'un centimètre d'épaisseur, difficile à détacher même avec une spatule. Cette couche était formée de lamelles de fibrine super-posées, décolorées, résistantes, élastiques, toutà fait analo-gues aux couches fibrineuses des poches anévrysmales. La guérison survint par recollement des parois.

————————————

Lem.

6

CONCLUSIONS

1° Les épanchements sanguins traumatiques se terminent ordinairement par la résorption complète.

2° La résorption est plus ou moins lente à s'accomplir. Elle est quelquefois favorisée par l'infiltration du sang dans le tissu conjonctif voisin, grâce à la rupture accidentelle du kyste sanguin.

3° Les leucocytes jouent un rôle considérable dans la résorption du sang.

4° Le contenu des épanchements sanguins non résorbés est variable, suivant la nature des éléments du sang qui persistent dans la poche, et suivant les modifications physico-chimiques qu'ils ont pu subir.

5° Quelquefois les hématomes se terminent par abcès sanguin dont le contenu est très-variable, quelquefois par phlégmon circonscrit ou diffus ; cette terminaison peut avoir lieu dans les jours qui suivent le traumatisme, ou au bout d'un temps plus ou moins long.

6° Les causes de la non résorption du sang sont nombreuses ; elles tiennent surtout au siége de l'hématome (fesse, cuisse à sa partie supérieure et externe, etc.), à la production de l'épanchement dans une bourse séreuse, normale ou accidentelle, à l'abondance du tissu adipeux à l'inflammation préalable ou consécutive du tissu conjonctif. La grande quantité de sang épanché n'est pas un obstacle absolu à sa résorption.

7° Les causes de la suppuration de l'hématome sont locales et générales. Locales, elles tiennent à la violence de la contusion et à l'intensité de la réaction inflammatoire qui en résulte, aux irritations consécutives de la paroi de l'hématome et au voisinage d'un foyer de suppuration. Générales, elles tiennent à la coexistence d'une affection fébrile (variole, fièvre typhoïde, etc...,) d'un foyer de suppuration éloigné ; d'un état général diathésique tel que le diabète.

INDEX BIBLIOGRAPHIQUE

Archives générales de médecine, 1851. T. xxv, p. 281 (Mémoire de Béraud, sur l'hématocèle ou épanchement sanguin du scrotum).

Archives de physiologie, 1873. p. 446. Mémoire de Jacquet sur les hématomes du placenta.

Archives générales de médecine, 1881. T, i, p. 362. Kyste sous-péritonéal traumatique.

BILLROTH. — Pathologie chirurgicale générale.

Bulletin de la Soc. de chirurg., 1876, p. 752 et 758. Discussion sur la persistance du sang épanché. 1885, p. 108; observation de Follet.

Bulletins et mémoires de la Société de chirurgie, 1875, p. 365. Mémoire de Nepveu, sur les lésions vasculaires dans les fractures de jambe.

Bulletin médical de Bordeaux, 1840. Epanchement sanguin dans le sinus maxillaire.

Bulletins de la Soc. Anat., 1841 (t. xvi, p. 207), 1856 (t. xxxi, p. 140), 1858 (n° 33, p. 417), 1859 (p. 215), 1860 (p. 329), 1862 (p. 223), 1863 (p. 226), n° 43 (p. 613), n° 44 (p. 215), n° 47 (p. 240), n° 51 (p. 659), n° 55 (p. 215).

BESAUCÈLE. — Th. Paris, 1874. Etude sur les épanchements sanguins anciens dans le tissu cellulaire sous-cutané.

CRUVEILHIER. — De la contusion. Thèse de Paris, 1816.

COMPENDIUM. — T. I, p. 891. Bérard et Denonvilliers.

CHASSAIGNAC. — Traité de la suppuration. T. II, p. 14, 632, 721, 745.

CRUVEILHIER. — Anat. pathol. T. IV, p. 187.

CASTEIGNEAU. — Th. Paris 1875. Des épanchements huileux dans les lésions traumatiques.

Constant. — Thèse Paris, 1880. Résorption des épanchements sanguins dans le tissu cellulaire.

Curtis. — Th. Lille, 1883. Etude sur les épanchements sanguins enkystés du tissu cellulaire et des muscles.

Cornil et Ranvier. — Histologie pathologique.

Dictionnaire (nouveau) de Médecine et de Chirurgie pratiques:
    Art. Sang. Kyste.
    Art. Anévrysme. T. ii, p. 288.
    — Contusion. T. ix, p. 315 et suiv.
    — Hématocèle. T. xvii, p. 270.
    — Fesse. T. xiv, p. 620.

Dictionnaire encyclopédique des sciences médicales. Art. Contusion.
    —   —   Art. Anévrysmes.

Follin et Duplay. — Traité de Pathologie externe. T. i.

Gosselin. — Cliniques. T. iii, p. 300.

Gazette des hôpitaux, 1878, p. 425. Clinique de M. le professeur Trélat, sur les épanchements sanguins anciens.

Gazette hebdomadaire, 1884, p. 772. Hématomes du sterno-mastoïdien chez le nouveau-né.

Jalabert. — Des épanchements sanguins dans le tissu cellulaire. Th. Paris 1860.

Jamain. — Th. agrégation, 1853. Sur l'hématocèle du scrotum.

Lassus. — Cliniques chirurgicales, 1805. T. ii, p. 470.
    — Pathologie chirurgicale. T. i, p. 487.

Laur. — Th. Paris 1827, sur les tumeurs hématiques de la fesse.

Libert. — Physiologie pathologique.

Morel-Lavallée. — Mémoire sur l'épanchement traumatique de sérosité. Arch. gén. de Médec., 1851. T. i, 5e série, p. 691.

Nélaton. — Th. agrég. 1880. Epanchement sanguin dans les plèvres consécutif au traumatisme.

Petit (J.-L). — Œuvres posthumes. T. i, p. 276.

Progrès médical 1879, p. 381. Mémoire de Segond sur les lésions traumatiques du genou.

Pousset. — Th. Paris, 1883. Contusion de la jambe.

Pelletan. — Clinique chirurg. T. ii.

Revue mensuelle de Méd. et de Chirurg., 1877, p. 482. Mémoire sur le mécanisme de la résorption du sang.

Revue de chirurgie, 1885, n° 9, p. 741. Fièvre pendant la résorption
du sang.

Revue des sciences médicales (Hayem), T. I (p. 579). T. VI (p. 281).
T. XVI (p. 481). Résorption des extravasats sanguins par Angerer.

ROBIN. — Leçons sur les humeurs.

ROSSIGNOL. — Th. Paris 1880. Épanchements traum. de sérosité.

THUILLIER. — Des épanchements sanguins de cause traumatique
situés dans le tissu cellulaire. Th. Paris 1856.

VELPEAU. — De la contusion dans tous les organes. Th. de concours
1833.

— Recherches sur les cavités closes, 1843.

VIRCHOW. — Pathologie des tumeurs (trad. de l'allemand par
Aronssohn, p. 125 et suiv.

HAVRE. — IMPRIMERIE DU COMMERCE, 3, RUE DE LA BOURSE.

www.ingramcontent.com/pod-product-compliance
Ingram Content Group UK Ltd.
Pitfield, Milton Keynes, MK11 3LW, UK
UKHW020945140726
13695UKWH00003B/1227